# 万家灯火

# 别拿小病不当事

江苏城市频道《万家灯火》 编著

青岛出版社
QINGDAO PUBLISHING HOUSE

江苏城市频道《万家灯火》栏目是国家卫生部主管的中国健康促进与教育协会的会员单位，是该协会唯一指定的电视合作媒体。栏目自2007年4月18日开播至今，整整走过十个年头。十年风雨坎坷，十年传承跨越，从小到大，从弱到强，十年的辛勤耕耘成就了《万家灯火》的今天。

《万家灯火》网罗了国内权威的健康教育专家。精致的节目内容、科学的健康理念、独特的解读视角、实用的科普知识，让《万家灯火》在全国同类节目中独树一帜。

《万家灯火》节目已经积累了深厚的观众基础。通过江苏卫视和江苏国际频道的播出，节目内容不仅深受国内观众所熟知，同时节目品牌业已覆盖传播到亚洲、北美洲、大洋洲等境外，在华人世界里颇具影响。

《万家灯火》所以能获得今天的成绩，跟她十年来始终坚持"传播先进文化、科学知识，为百姓支招、解疑释惑"的节目宗旨密不可分；同时也与栏目不断求变、锐意创新的理念有着深厚的关系。节目以专业的背景、独特的视角、实用的内容、活泼的形式、丰富的互动，让深奥难懂的医学知识变得通俗易学。

在《万家灯火》众多的选题内容中，关于健康和疾病的话题，一直是大家关注的热点。为传播科学有效的健康防病知识，栏目策划多期系列节目，曾邀请全国知名医院的临床医师、医学院教授、预防医学专家及健康教育专家作为主讲嘉宾。每次一个健康话题，将专业的医学知识，变成鲜活的案例和故事，让老百姓听得懂、学得会、做得到。本节目既保证了医学知识的科学权威性，又增加了互动性和趣味性。节目推出后，收视率屡创新高。《黄建始：拿什么拯救健康》《刘玄重：健康从"心"开始》《向红丁：战胜糖尿病》《纪小龙：少花钱也能找个好医生》等大批系列节目深受观众喜爱。由于这些节目内容与老百姓自身的健康息息相关，因此在观众群体中形成了良好的口碑。

传播科学的健康理念，不仅仅要体现在屏幕上，在信息资讯发达的今天，更要注重传播方式的多元化。早在栏目开播之初，栏目组就开发了《万家灯火》系列节目光盘，深受观众的喜爱。为方便观众朋友更系统地学习健康养生知识，值此江苏城市频道《万家灯火》栏目缤纷开播10周年之际，我们推出《别拿小病不当事》一书。本书内容涵盖了各类常见病和多发病，如冠心病、高血压、糖尿病、流感、胃病、肝病、耳鼻喉病等，以《万家灯火》节目内容为蓝本，将精华内容汇编整理成书。本书突破传统的阅读方式，不仅限于图文，书中加入视频二维码，读者可以通过手机或平板电脑扫描二维码观看相关的节目视频，让图书变成一本有声有色的多媒体读物。让专业医师告诉您，身体有了"小毛病"怎么办，如何发现疾病的早期信号，预防小病发展成大病，为您的健康保驾护航。

　　——这也是10年前栏目开创时的初始之心，10年过去，我们初心未变！

江苏城市频道《万家灯火》

2017年4月18日

目录

# 第一章
## 人人都该做的健康投资

# 第二章
## 识别疾病的信号，解读身体不适症状

# 第三章
## 从头到脚话保健，关注系统健康

**心血管系统**

## 呼吸系统

## 消化系统

## 内分泌系统

## 耳鼻喉、口腔

# 第四章

## 癌症有信号，防癌要趁早

# 第五章

## 和医生打交道，先学会看病

# 本章看点

## 专家简介

黄建始，北京协和医学院公共卫生学院院长、教授、博士生导师，中国医学科学院院长助理，《健康管理》杂志主编。曾参与防控SARA（非典型肺炎）工作，从事健康管理和中国突发公共卫生应对体系建设研究。

佟彤，著名中医专家，毕业于北京中医药大学中医系，曾供职于中国中医科学院基础理论研究所，参与国家"十五"攻关课题"脾虚证的临床与试验研究"，并创办编辑刊物《中国中医基础医学杂志》，为国内多档健康养生节目的主讲专家。

# 第一讲　拿什么拯救健康

主讲人：黄建始，北京协和医学院公共卫生学院院长。

**本讲看点**

扫描二维码
看本讲视频

现代社会工作、生活的节奏越来越快，很多人信奉"年轻时拿命换钱，年老时拿钱换命"，为了事业人们勇往直前、夜以继日，甚至还牺牲了自己的健康，可是人们依旧觉得：值！因为趁着年轻拼命赚钱，老了才有钱享受人生、颐养天年。可这真的划算吗？黄建始教授提出，这句看似精明的民间谚语，恰恰是巨大的健康陷阱！

## 1　什么是健康

　　大家也许都注意到了，健康这个词已经成了我们中华大地上的一个流行语了，无论是日常生活中还是媒体中，健康这两个字的曝光率很高。这说明什么？说明大家都在关注健康，大家都在追求健康。

　　最近几年，我们的健康意识已经被唤醒了。大家不是都听过一句话吗，健康是"1"，社会地位加一个"0"，家庭加一个"0"，财富加一个"0"，等等。"1"后面可以加无数个"0"，但是如果没有健康这个"1"，后面那些"0"都会归零。

　　那么，什么是健康？1986年，世界卫生组织在加拿大的首都渥太华召开了首届健康促进大会，在这个大会上发表了一个渥太华宣言，其中给健康下了一个定义：健康是每天生活的资源，而并非生活的目的。

　　有人说："如果健康是资源，但是我从来没有管过它，现在不也是好好的吗？"其实不然，不注意自己健康的人，不好好管理自己健康的人，通常患病的概率大，也就导致了他的寿命比较短，还没有活到期望寿命就离开这个世界了。

根据世界卫生组织2008年的资料，中国人的平均期望寿命是74岁，但是中国人的平均健康期望寿命只有66岁。也就是说，最后8年的时间是病魔缠身的8年，活得不健康、活得不愉快、生活质量不高的8年。通过投资健康，我们可以活得更健康，使人生的最后8年远离病魔；通过投资健康，我们可以活得更长，可以活到84岁、94岁，甚至104岁。

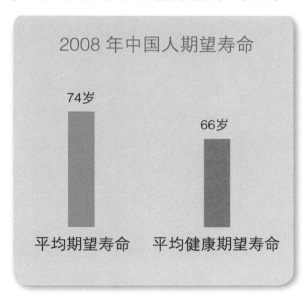

2008 年中国人期望寿命

74岁 平均期望寿命

66岁 平均健康期望寿命

其实，30岁以后，健康就开始走下坡路了，35岁以后，大多数人都已经能感觉到身体状况变差了。管理健康，就等于对一个机器进行精心的维护，机器的使用寿命就会延长，这就是投资健康的意义。

健康是关于每个人自己的事情，实际上是一种责任，而且没有人可以替代你承担这种责任。因为最后健康受损，需要承担后果的是你自己。所以一定要对自己的健康负责任。所有的健康信息提供者，包括政府、社会、专家，都是给你指路的人，健康这辆车还是要自己开，是开在平坦的大道上，还是开在羊肠小道上，还是开进深渊，完全是自己的选择，也是自己的责任。

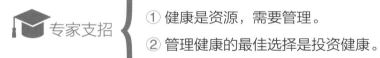

专家支招

健康管理三句金言：

① 健康是资源，需要管理。

② 管理健康的最佳选择是投资健康。

③ 健康管理只能靠自己。

# ② 如何进行健康投资

> 健康资源不进行管理，是会贬值的，是会威胁我们的生命的。那么，健康怎么管理呢？

有些人相信"流水不腐，户枢不蠹"，因此坚持锻炼身体，每天至少锻炼30分钟，每周至少锻炼3次，甚至每周5次。但是我想告诉大家的是，即使你能够做到每一天都坚持锻炼身体，也不一定能够保证健康。为什么这么说呢？比如有的人就是在健身房健身的时候猝死的，即使是健身教练，也有患上癌症等疾病的。如果说运动也不能保证健康，那么到底做些什么才能保证健康呢？

举个例子来说，在100个人构成的人群中，得了传染性疾病或受了外伤的人只有1个，还有19个人得的是慢性病，其余80个人都是相对健康的人，但是相对健康的人身上也存在很多疾病的危险因素，这些危险因素长期存在的话，慢慢就会把健康的人也推到疾病状况中去。

因此，我们现在需要做的，就是把这些危险因素找到并消除，不让自己得病。危险因素越多、存在时间越长就越容易得病。

那什么才是危险因素呢？凡是增加得病和死亡机会的因素都属于危险因素。比如说，吃盐太多容易增加得高血压的机会，所以它就是一个高血压的危险因素；吸烟和冠心病的发病有关，所以吸烟就是冠心病的危险因素。正是由于我们许多人不知道这些危险因素和疾病发生的关系，也就无法做到预防潜在的疾病。

其实这些最普通的医学常识，才是我们老百姓应该了解的健康知识，也就是要学会找到并去除危险因素，就能最大限度地守护身体健康，做好健康投资。

#  怎样获取正确的健康信息

> 通常情况下，我们的健康信息大多是从各种媒体上看到的，但是媒体上的健康信息常常是鱼目混珠，有准确的健康信息，也有大量的不准确的健康信息在误导国人。

健康信息是关乎生命的，人体和机器不一样，机器坏了换一个零件就行，而人是一个完整的系统，人体内部各个系统之间互相的影响也非常多，非常复杂，直到今天我们人类对于自身很多疾病的了解还不够完全，所以健康信息不是随便什么人都可以提供的。假如要寻找准确的健康信息，第一个筛选标准就是，看这个提供健康信息的人有没有受过正规、系统的医学教育。

很多错误的健康信息往往有个特点，就是以偏概全，没有把握好"度"。比如说某一种食品对健康好，那就只吃它就好了，或者每天吃很多，这就是以偏概全，没有把握好"度"。只吃某一种食物是不行的，人体每天需要几十种营养素，没有一种食物可以涵盖人体需要的所有营养，所以每一类食物都是要和其他食物搭配食用，才能达到营养平衡。

因此，建议大家要找受过系统正规医学教育的专业人士来提供健康信息。当然，并不能保证受过正规系统医学教育的专业人士所提供的信息都是一定正确的，因为人无完人，有一些不准确的地方也是存在的，而且很多健康知识也在随着医学研究的深入而变化和更新。健康信息是否正确最关键的一点，是看其有没有科学研究的支持，也就是是否有科学依据。当你对某个专家提供给你的健康信息感到有疑问的话，可以去查一查有没有科学根据，没有科学根据就可以不去理会。

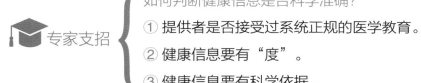

如何判断健康信息是否科学准确？
① 提供者是否接受过系统正规的医学教育。
② 健康信息要有"度"。
③ 健康信息要有科学依据。

**什么决定你的健康长寿**

> 我们身边都有类似这样的例子：有的人都 60 岁了，看起来还像 40 多岁，有的人才 30 岁，看起来都像快 50 岁了，为什么？

没有人可以长生不老，但是我们可以减慢衰老的过程，推迟死亡的时间，提高生命的质量。

有的人都60岁了，看起来还像40多岁，为什么？

因为他不断地进行健康投资，不断地找自己身上的健康危险因素，不断地把自己身上的健康危险因素去掉，不吸烟、不喝酒、注意锻炼、注意膳食平衡。

而有的人才30岁，看起来都像快50岁的人了，为什么？

因为他不断地透支健康，身上的危险因素越来越多，开始是吸烟，后来又喝酒，最近又开始熬夜打牌了，平时也不锻炼，身体越来越胖，所以危险因素越来越多，显然就加快了衰老的进程。

| 决定人们预期寿命的四大类原因 | |
| --- | --- |
| 生活方式和习惯 | 占 50% |
| 遗传因素 | 占 20% |
| 环境因素 * | 占 20% |
| 医疗卫生系统因素 | 占 10% |

\* 环境因素包括自然环境和社会环境，自然环境比如空气、土地、气候等，社会环境比如教育水平、收入状况、社会地位等。

美国曾经做过一项调查研究，是关于美国人过去100年来平均寿命增长了30年的原因，得出的结论：公共卫生预防贡献了25年，而医疗卫生服务实际只贡献了5年。总的来讲，80%以上的贡献来自公共卫生和预防。

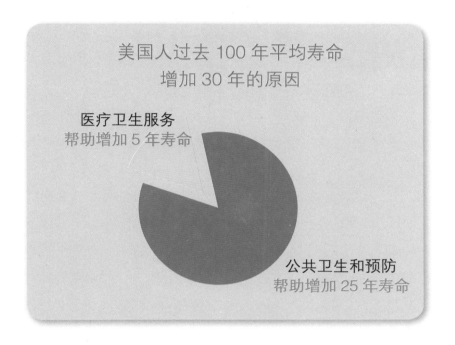

在过去100年来，医学的高科技改变了整个医疗卫生系统，但是对延长寿命的贡献只有5年，而公共卫生和预防对延长寿命的贡献是医疗卫生服务的5倍，那么公共卫生和预防是怎么延长民众寿命的呢？其中一个最主要的原因就是通过教育民众不断地进行健康投资，自己管理自己的健康，这样做对个人的健康长寿起到了关键性的作用。

所以说，健康投资不能让你长生不老，但它可以帮你拥有更长久的健康。而健康投资就是通过科学的方法，帮助大家找到自身存在的健康危险因素，从而减慢衰老的进程，达到健康活到老的目的。

# ⑤ 我们为什么会生病

为什么生活越来越好，疾病的种类却越来越多？为什么科技越来越发达，却新出现了那么多治不好的病？

其实人类从很早就开始对这个问题进行探索，我们不妨来看一下历史，人类对于健康和疾病的认识是怎样一步步深化的。

大约5000年前，大家都认为得病是因为上天惩罚，或者邪魔附体，解决的办法就是祈求上天不要惩罚我们，或者通过跳大神、画符来驱魔。这个阶段持续了很长很长时间，一直到2500年前，古希腊一名医生的儿子——希波克拉底，对"生病是由于上天惩罚"的观点发起了挑战，提出"四体液学说"，他认为人体内存在四种液体，即血液、黏液、黄胆汁和黑胆汁，疾病正是由四种液体的不平衡引起的。无独有偶，大概也在那个时间，中国的古人提出了阴阳学说，还写成了一本书——《黄帝内经》，认为调整阴阳，身体可以达到平衡的目的。这就比以前人们对疾病的认识前进了一大步，因为它是通过长期经验积累下来的，今天我们把它叫作经验医学。

大概到了400年前，英国人哈维发现了血液循环的规律，从这以后就出现了新的医学模式。由于发明了显微镜，人们就能看到微生物了，一些疾病就能找到明确的病因了，比如说在显微镜下可以看到的结核杆菌是结核病的致病因素。化学家研制出针对结核杆菌的药物，把结核杆菌杀死就能够治愈结核病了。

如果疾病有明确的病因，那么就针对病因去寻找有治疗效果的药物，所以疫苗、药物、手术等就成了有效治疗疾病的办法。人类历史上第一次

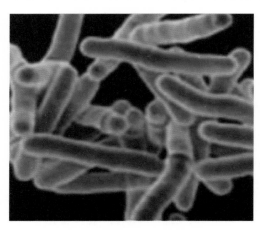

**电子显微镜下的结核杆菌**

能将某些以前没有办法治疗的疾病治愈了。

20世纪40年代以后，工业革命带来的技术进步使一些发达国家解决了温饱问题。但这时候，困扰人类健康的疾病的组成发生了很大的变化，传染性疾病减少了，而像糖尿病、高血压这些非传染性疾病慢慢多起来。

这时候就有人开始研究到底是怎么回事了，英国有两个做流行病和统计的科学家，他们就发现了一些很有意思的现象。第二次世界大战结束后，在英国，吸烟的人多了，烟草销量年年上涨，与此同时，患肺癌的人也多了，这两者之间是不是有一定的联系呢？他们就开始研究，首先找了一批人作为观察对象，这些人有的吸烟，有的不吸烟，研究者把是否吸烟和吸烟的烟龄、数量，观察和记录下来。过了很多年后，这些观察对象有一些已经去世，研究者就去分析这些人的死亡原因，发现凡是吸烟的人很多人死于肺癌，而不吸烟的人很少会死于肺癌，他们就把这个研究结果发表出来。其他国家的研究者看到了，也做了类似的调查，经过几十年，世界各国做的关于吸烟和肺癌的相关性的研究已经有3万多个，证明了吸烟和几十种疾病的发生有关。后来发达国家开始宣传吸烟对于健康的危害，人群中的吸烟率开始下降，肺癌的患病率也下降了。

另外，美国也进行了一项心脏流行病学研究叫弗兰明汉心脏研究。20世纪40年代末期，美国哈佛大学和波士顿大学的几个教授，在波士顿的郊区找了三四千人作为研究对象，年龄从三十几岁到六十几岁，调查这些人的饮食、是否吸烟喝酒等，此后每隔几年记录这些人的死亡原因。研究者就发现，有大约一半的人只死于两种疾病，一个是癌症，另一个就是心血管病，进一步分析发现，死于心血管病的人大部分血压高、血脂高，还有吸烟、喝酒的习惯。

所以他们就开始把这些信息告诉美国民众，结果在过去的几十年中，美国心血管病的病死率下降了58%。

以上的研究值得我们思考，为什么医疗技术越来越发达，药物不断地推陈出新，却不能让所有的人都免于疾病，反而让生病的人越来越多呢？除了少数患有先天性疾病的人，我们大多数人出生时是健康的，但是外界环境中有许许多多致病的危险因素，人体不断地接触它们，就会逐渐走向衰老，走向疾病。

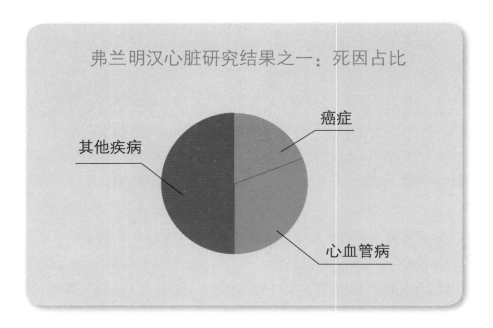

我们中国人在最近这十几年的时间里，冠心病死亡率上升了几倍，就是因为生活条件改善了，高脂肪的食物吃得多，导致冠心病发病率越来越高，这与大家不了解冠心病的预防知识也有很大的关系。

那么，如何知道自己发生冠心病的危险程度呢？医学上有种简单的方法，就是看冠心病的危险因素占了几个。举个例子来说，对于患上冠心病的风险来说，如果你有高血压、高血脂，那么就是2个危险因素，具有1~2个危险因素的情况看作是低危险状况；假如再加上吸烟、喝酒，那么危险因素就4个了，3~4个危险因素同时存在就是中危险状况；如果还伴有肥胖，那么就有5个危险因素，就是高危险状况了。危险因素越多越容易患病。

从低危险状况到中危险状况、高危险状况，再到出现亚临床症状，然后才发生疾病，这个过程是很长的。因此，大家都应该了解预防疾病的相关知识，将生病的风险尽量降到最低。

# 6　三件小事管好健康

> 如果生病前不闻不问，等生病了再去治疗，不仅花费高，而且往往收效甚微。那么，什么才是花费少、效果好的健康管理方法？

观念决定健康。如果把健康比作考试，那么生病就相当于不及格，在我们现有的医学系统中，临床医学关注的就是不及格学生的补考，基础医学关注的是为什么不及格，而预防医学关心的是如何预防不及格。

显而易见，等疾病发生了才去关心的态度是多么不明智。这就是为什么我们要关注健康，只关注疾病的治疗是不行的，还要关注预防。

因为现在常见的重大疾病都是没法完全治愈的慢性病。从2003年开始，每100个死亡的人中，就有83个人是死于慢性病，许多慢性病基本上是生活方式病，不进行生活方式的转变，是不可能进行有效预防的。

发达国家最新的健康管理模式说白了也很简单，就是通过养成正确的健康观念和习惯，将危险因素扼杀在萌芽状态，这样花费最少，效果最好。如果之前不闻不问，等生病了再去治疗，不仅要花大价钱，而且往往收效甚微。

如果说没有病是及格线，健康是满分线，如果一味盯着治病，那我们就只能在疾病的及格线上苦苦挣扎；如果盯着健康的满分线，那生病的概率则可大大降低。

那么，我们普通人的健康管理模式，又该如何从关注疾病转变为关注健康本身呢？简单来说，管理健康只要做三件事就行了。

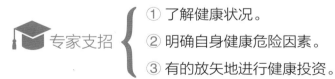

专家支招
① 了解健康状况。
② 明确自身健康危险因素。
③ 有的放矢地进行健康投资。

首先要对自己的健康状况做到心中有数，其次要了解自己身上存在多少健康危险因素。只有这样，我们才能知己知彼，明确自身的健康投资重点，有的放矢地进行健康投资。

# 不同年龄的体检重点

*想要健康全靠体检？错！量身定做的体检方案才有效果。*

健康投资的重点实际上就是找健康危险因素，那么什么是我们身上的健康危险因素呢？凡是不利于健康的，增加得病和死亡概率的因素都是健康危险因素。

现在很提倡健康体检，其实这就是找健康危险因素的有效途径。不同年龄、不同性别的人，由于身体状况不同，应该根据每个人的情况来决定什么时候做健康体检，做哪些类别的健康体检。健康体检可以帮助我们早期发现一些可以预防的疾病，同时更重要的是，它可以帮助我们找到身上的健康危险因素。

那么怎么做到有针对性呢？一般来讲，就是在基本的检查项目的基础上，根据年龄的变化不断做些调整，不同年龄阶段都会有新的情况出现，身体变化了，我们就应该调整体检项目。

一般来说，基本体检的项目包括血压、身高、体重。从18岁开始，应该每10年做一次听力检查，从50岁开始改为每3年检查一次。口腔检查应该每6个月做一次。成年女性妇科检查项目包括盆腔检查、乳腺检查和宫颈防癌检查等，女性每年做一次，必要时还应该做一下性病相关项目的检查。

那么，20岁的时候需要增加哪些项目呢？除了前面的基本项目，增加血脂检查，在这一点上学术界还是有一些争议的，大多数人认为二十几岁的年轻人不会有这方面的问题，但是，许多研究表明，冠状动脉从20岁就开始老化了，因此从20岁开始每5年就应该查一次血脂，它包括低密度脂蛋白、高密度脂蛋白、总胆固醇、甘油三酯等。

此外，每年至少应该做一次眼科检查，检查有没有青光眼、有没有黄斑变性或者白内障。美国的癌症协会建议从20岁开始，应该每3年做一次皮肤癌的筛查。

30岁以后，女性如果没有宫颈癌的家族史，而且连续3年的宫颈检查结果都是正常的，就可以每2~3年做一次宫颈防癌的检查。

从35岁开始，每5年做一次甲状腺激素的检查。在40岁以前做一次心电图检查就可以了。

从40岁以后，对女性来说要增加乳腺检查。美国预防医学协会推荐从40岁开始，女性每1~2年进行一次乳腺的X光造影。如果没有乳腺癌的家族史的话，也可以等到50岁的时候再做这个检查。

从45岁开始，每3年都应该做一次血糖的检查，这主要是进行糖尿病的筛查，如果体重超重，或者家族中有人得糖尿病，那么，就应该更早地进行血糖的检查。

在50岁前，可以安排一次超声心电图的检查，这个检查主要是分析心脏的功能，对筛查心脏疾病很有用。

50岁开始每年应该进行一次大便的潜血检查，这可以帮助我们筛查大肠癌。而且建议每5年进行一次结肠镜的检查。

很多专家建议，女性在绝经的时候检测骨密度的基本值，以便早点发现骨质疏松的现象，然后过几年再做一次，不需要每年检查。

如果你有骨质疏松的危险因素，应该早一点做。这些危险因素包括低体重、饮食不规律，或者母亲有骨质疏松，或者在45岁以前就曾经发生过非强外力导致的骨折（就是莫名其妙就骨折了），有这些情况要早一点检查。如果你没有这些危险因素，那么65岁以后再来查也不迟。

50岁以后我们的听力就开始下降了，所以应该每3年检查一次听力。

60岁需要做哪些检查？眼科检查应该每年或者每2年做一次。在60岁以后，尤其要注意女性患有心脏病的危险性差不多和男性一样了，所以应该每年都检查血脂。

过了65岁，由于抵抗力相对来说没有年轻时那么强，所以应该在每年快到冬天的时候注射流感疫苗，因为流感病毒是经常变异的，所以每年都应该注射。每过一段时间也应该注射长效的肺炎球菌疫苗来预防肺炎。

| 不同年龄阶段的体检项目 | |
|---|---|
| 18 岁起每年基本体检项目 | □ 血压 |
| | □ 身高 |
| | □ 体重 |
| | □ 听力（每 10 年一次） |
| | □ 口腔（每半年一次） |
| | 成年女性妇科检查： |
| | □ 盆腔 |
| | □ 乳腺 |
| | □ 宫颈癌 |
| | □ 性病（必要时） |
| 20~29 岁增加体检项目 | □ 血脂（每 5 年一次） |
| | □ 眼科（每年一次） |
| | □ 皮肤癌（每 3 年一次） |
| 30~39 岁增加体检项目 | □ 甲状腺（每 5 年一次） |
| | □ 心电图（40 岁前一次即可） |
| 40 岁增加体检项目 | □ 宫颈癌（女性，每 2~3 年一次） |
| | □ 乳腺 X 光造影（每 1~2 年一次） |
| 45 岁增加体检项目 | □ 血糖（每 3 年一次） |
| | □ 超声心电图（一次即可） |
| 50 岁增加体检项目 | □ 大便隐血（每年一次） |
| | □ 结肠镜（每 5 年一次） |
| | □ 骨密度（几年一次） |
| | □ 听力（每 3 年一次） |

因此，体检套餐并不是越贵越好：年龄不同、性别不同，体检的重点可能完全不一样！要是不分男女老幼，都用同一种方案，很可能该检查的项目没查到。同样的，不同性别，在不同的年龄段，健康投资的重点也应有所不同，这样才能把钱花在刀刃上，取得事半功倍的效果。

今天的选择决定明天的健康，健康完全在自己手中。要想健康必须靠自己，靠自己就要学会管理自己的健康，培养健康的好习惯，改掉不健康的坏习惯。健康投资不会使你变年轻，但可以使衰老的进程减缓，给你一个更长久的健康人生。

**万家灯火 健康提示**

　　从健康到疾病是个漫长的过程，从低危险状况到高危险状况，到早期病变，到临床症状，最后发展成疾病。我们应该从低危险状况就开始未雨绸缪，找到危险因素，去除危险因素，保持健康的生活方式，进行健康投资。但许多人都是等到疾病发生才明白健康的重要，这时候已经晚了，所以应该记住"与其被动等病来，不如主动管健康"。

# 第二讲　别让误诊害了你

主讲人：佟彤，著名中医专家。

**本讲看点**

扫描二维码
看本讲视频

生活中，很多人对待疾病总会有一种惯性思维。例如，一说到感冒，人们就会想到咳嗽、流鼻涕；一说到大便干结，人就会想到是水果蔬菜吃少了；一说到黑眼圈，人们就会想到睡眠不好。用惯性思维来推断人体的小毛病是没什么大问题的，但是当人们面对一些较严重的疾病，还是用这种惯性思维来进行判断则会延误病情。

## 1　去火药吃出肾衰竭

上火吃去火药看起来是自然而然的事儿，那么到底是什么样的去火药会让人吃出肾衰竭呢？

入秋后，因为天气干燥，人们会出现皮肤干、嘴巴干、喉咙干或大便干等现象，很多人将这些干燥问题归结为上火，因此这时药店里的去火药总是卖得最火。在很多人的印象中，去火药属于小药，即是可以自己服用的非处方药。但殊不知看似普通的去火药中却暗藏危机，有些人竟因吃去火药吃出了肾衰竭。龙胆泻肝丸是一种有八百多年历史的中药去火药，它主治肝胆实火、三焦湿热，有些人上火时就会买它吃，但其原方中含有毒性的关木通，如果人们过量服用便可能导致肾衰竭。俗话说："是药三分毒。"去火药虽是小药，但不可长期服用，服用时应遵循"中病即止，不必尽剂"的原则。

另外，有些人误用去火药，往往是人们误诊误判的结果，就像口腔溃疡不都是上火导致的，常见的口腔溃疡主要有三种：

第一，因连续好几天饮食过于辛辣、干燥、刺激性强，或突然熬夜加班，日常作息被打乱后出现的口腔溃疡，往往是上火的表现，可以吃一些去火的食材和药材帮助溃疡面愈合。

第二，特别爱长口腔溃疡，经常无原因出现口疮的复发性口腔溃疡则不是上火导致的，而是体内较虚，痰湿较重引起的，不能用去火药治口疮。

第三，一吃某种特定食物就长溃疡的状况，属于过敏性口腔溃疡，不接触过敏源就不会再长口疮，这种情况绝不能用去火药。

慢性咽炎患者经常会出现嗓子干痒、疼痛、干咳现象，人们常以为是上火导致，其实不是，一般慢性病很少跟上火有关系，所以慢性咽炎患者不宜常喝胖大海、罗汉果之类寒凉性质去火的药茶，可能会越喝越严重。

带状疱疹俗称"缠腰龙"，是一种因病毒感染和侵袭神经而引起的疾病。当人患了此病后会感觉非常疼，这就是神经受感染所致。带状疱疹是缠在腰上，中医认为这是一种上火症状，然而，如果老年人第二次出现带状疱疹，就不能简单以为这是上火的表现，因为它可能是癌症的前兆。带状疱疹往往在人抵抗力特别低的时候才出现，当老年人体内有癌症时，他的抵抗力也会极低，所以带状疱疹等于是癌症的一个警报。带状疱疹除了会长在腰上，它也会出现在身体其他部位，如眼睛上。如果一个人特别是年轻人的眼睛一开始火辣辣地疼，没有疱，过几天出现疱，出现这些症状时不要简单地以为是上火，它更有可能是带状疱疹。这时，人应该补充一些维生素和服用一些抗病毒的药物来缓解症状，如果简单服用去火药的话则会更严重。

说到去火药，很多人也会想到消炎药，像嗓子发炎出现红、肿、热、痛等症状时，西医便会给人开消炎药，但这在中医看来则是上火，也就是说在一定程度上，消炎药也是去火药。消炎药也要遵医嘱服用，不能长期使用，否则会伤害肝肾。抗生素也属消炎药，它也是不可滥用的，否则会使人体出现抗药性。另外，有些消炎药会引起过敏，如磺胺类消炎药，它的过敏特点为固定性药疹，对此药物过敏者每次吃药后，都会在身体某个固定部位出现疹子，如果发现自己对磺胺药过敏，应立即停止服用和接触。

## ② 心梗误当胃疼

俗话说："十病九痛。"不过，每种疾病的疼痛程度是不一样的，有的疼痛非常轻，有的却疼起来要命，而且还有些疾病的疼痛很容易混淆，例如有的人经常胃疼却最终死于心肌梗死（简称心梗），这并不是说胃疼会变成心梗，而是心梗和胃疼的性质和部位很相似，所以让人误把心梗当成了胃疼。

心梗有时会表现为胃痛，但心梗引起的胃痛与胃病引起的胃痛是有区别的。胃病引起的胃疼往往是由饮食引发的，心梗引起的胃痛则是由运动引发的。50岁以上的男性以及吸烟、肥胖、三高人群是心梗的高危人群，如果这些人一旦出现胃疼，要优先考虑心梗的可能性。除了胃疼，牙痛、肩膀痛、胳膊痛、胸痛也有可能是心梗的症状。

心梗和心绞痛都是冠心病的症状，它们有着密切联系。心绞痛若是控制不好，再向前发展就会变成心梗，所以它们是一个病的不同程度和不同阶段。心绞痛和心梗一样，往往伴随运动产生，当人发生心绞痛或心梗时，要第一时间静止下来，让心脏负荷降到最低，让血液充分供应到心肌。如果您有类似心绞痛的症状，但又不确定时，可以吃一片硝酸甘油看是否有效，如果有效则说明是心绞痛。硝酸甘油不可多吃，一次最多只能吃两片。第一次服用硝酸甘油时最好坐着或躺着，以免出现晕倒。冠心病发病还与年龄有关，女性绝经后，冠心病发病率会快速上升。另外，血糖高往往导致冠心病，所以要预防冠心病，还要预防糖尿病。

万家灯火 健康提示

掌握一些辨别疼痛的方法，可以对身体出现的问题有个大概的判断，必要时还是要去医院请专业医生进行诊治。

### 3 肺癌一定都会咳嗽吗

据报道，我国有70%的肺癌患者被检查出来时已到了中晚期，而失去了最佳治疗时间。肺癌早期并不是悄无声息的，它会有许多预警信号，只是很容易被人所忽略。

人们对肺癌有一些错误的惯性思维。

肺癌错误的"惯性思维"之一：肺癌患者都是爱吸烟的。这是一个错误想法，很多肺癌患者都不吸烟，导致他们得肺癌的原因，可能是厨房油烟、大气污染、二手烟或者自身基因的问题。但可以肯定的是，如果是老烟民，得肺癌的几率一定会比常人高很多。那么，抽多少烟的人属于高危人群呢？用每天吸烟根数乘以烟龄，得到的数字叫作吸烟指数，吸烟指数大于400的，即为肺癌高危人群。平时因吸烟一直有咳嗽症状的人就要尤其警惕咳嗽声的变化，如咳嗽声音突然变成像从铁管子中发出的金属声，要高度怀疑肺癌的可能。

肺癌错误的"惯性思维"之二：肺癌一定会咳嗽、咯血。很多人都觉得如果有肺癌一定会出现剧烈的咳嗽，其实这是一个认识误区。肺癌咳不咳嗽取决于癌长的位置：如长在气管周围，刺激气管可能会出现明显的咳嗽现象，这种情况多发于男性肺癌患者，尤其是吸烟者；但如果是长在肺叶壁上的腺癌，由于癌细胞刺激不到气管和大血管，几乎到癌症晚期也不会咳嗽和咯血，而这种情况多发生于女性肺癌患者，所以咳不咳嗽不能作为判断得没得肺癌的一个标准，最好的排查方式是进行体检筛查，高危人群每年要做一次肺部低密度螺旋CT（电子计算机断层扫描）。

肺癌错误的"惯性思维"之三：肺癌会传染。肺癌是不会通过呼吸、唾液等途径传染的，其实任何癌症都不会传染，如果家庭中出现2个以上同类癌症的患者，说明他们的生活方式在互相影响，同样都采取了易患癌症的生活方式，如饮食、作息习惯、生活环境中存在诸多不利因素，导致了身体长时间受其侵害而致癌。

**别把直肠癌当痔疮**

> 痔疮和直肠癌是两种很容易被人们混淆的疾病，因为它们都有便血的症状。

痔疮是发生在肛门附近因静脉曲张形成的一个静脉团，有内痔、外痔和混合痔。肛门静脉曲张后的静脉壁会越来越薄，所以当大便干燥或是用力时，痔疮便会出血。直肠癌是长在直肠内的肿瘤，饮食中肉类、脂肪、精制碳水化合物含量多，而又缺乏膳食纤维，是直肠癌的诱发因素。当肿瘤破溃出血后，这些血会随着大便排出体外。

虽然痔疮与直肠癌的症状中都会有便血的情况，但是它们有如下不同：痔疮是便血分离的，其出血是在便前或者便后，在便血时有灼热的疼痛感，而且痔疮便血的情况与患者的饮食情况相关，当饮食比较干燥且食物比较粗糙时，便血的情况便会加重，反之则会有所缓解。直肠癌则是便血混合的，其出血会在便中的地方，便血时不会有灼热的疼痛感，且不受饮食的影响，而且大便的形状由于其直肠中肿瘤的大小会出现不规则的凹凸状。

总的来说，痔疮由肛门或直肠末端的静脉曲张而形成，直肠癌是由直肠组织细胞发生恶变而形成，所以痔疮不会发展为直肠癌。

大便出血是体内发出的疾病信号，便血的颜色取决于消化道出血部位的高低。人体消化道有上下之分，上消化道是口腔至十二指肠的消化管，也就是口腔、咽、食管、胃、小肠（十二指肠段）；下消化道包括小肠：空肠、回肠段；大肠：盲肠、阑尾、结肠、直肠。上消化道出血时排出的多为柏油样黑便。下消化道出血时多为暗红色或鲜红色的血便。结肠与直肠出血时，由于血液停留于肠内时间较短，往往排出较鲜红的血便。

此外，与大便出血相同，大便的颜色、气味也是判断人体健康状况的依据，如大便有白膜或颜色发白，肝胆可能有问题；脓血便并伴有腹痛、腹泻，则提示结肠可能有问题；大便异常恶臭时，体内可能有细菌感染。若是经常服用一些药物，可能会引起大便的颜色变化，这时切勿惊慌，具体情况可咨询主治医生。

| 大便性状 | 可能发生的疾病 |
|---|---|
| 柏油样黑便 | 上消化道出血 |
| 暗红色或鲜红色的血便 | 下消化道出血 |
| 大便有白膜或颜色发白 | 肝胆可能有问题 |
| 脓血便并伴有腹痛、腹泻 | 结肠可能有问题 |
| 大便异常恶臭 | 可能有细菌感染 |

秋季由于天气干燥，所以是痔疮的高发时节。另外，秋季由于着装增加，腰带系得过紧，阻碍了血液的回流，也会诱发痔疮的复发。粗纤维的食物确实会加重痔疮的状况，但是切不可为了缓解痔疮的状况而减少或者是不去吃纤维素多的食物，这样的话会导致直肠癌、结肠癌的高发。痔疮便秘时，人们可适当地使用开塞露，但是切不可形成依赖。心梗、脑梗患者在患病期间若有便秘也可使用开塞露来通便，但是能正常活动时就要停止使用了。痔疮比较严重时，建议手术治疗。

除了直肠癌外，尖锐湿疣也很容易与痔疮混淆。不过，痔疮症状以出血为主，不具有传染性，而尖锐湿疣是一种性传播疾病，但不是所有的尖锐湿疣都是因性传播的，浴池、公用桑拿的椅子都会成为传播途径。

# 5 妇科病别"小题大做"

妇科病是女性的常见疾病，但现实生活中妇科病却被某些人宣传得危言耸听，让许多人对妇科病有一种恐惧心理。其实，有许多妇科病本来不太严重，却被一些医院和患者"小题大做"了。

许多妇科病都跟白带有紧密联系，白带是妇女从阴道里流出来的一种带有黏性的白色液体，其正常的颜色应该是乳白色或无色透明，略带腥味或无味，白带气、色、味、量的改变都可能提示有妇科疾病。浅黄色白带说明阴道存在着由细菌引起的炎症。咖啡色白带意味有暗红色的出血，且血量比较少，或者流的路径比较长，可能是从深处的宫腔里流出的，常与子宫内膜增生等情况有关。灰绿色白带一般提示有阴道的滴虫感染，支原体、衣原体感染，以及特殊的厌氧菌感染，会伴有难闻的腥臭味。有的人持续流出淘米水样白带，且有奇臭者，一般为晚期宫颈癌、阴道癌，要特别警惕。很多妇女绝经后都会有不同程度的外阴瘙痒症状，这是由于雌激素分泌减少而导致外阴萎缩、干燥引起的。

| 白带性状 | 可能发生的疾病 |
| --- | --- |
| 浅黄色白带 | 阴道存在着由细菌引起的炎症 |
| 咖啡色白带 | 出血，且血量比较少，或者是从深处的宫腔里流出的 |
| 灰绿色白带 | 阴道的滴虫感染、支原体、衣原体感染，厌氧菌感染 |
| 淘米水样白带 | 晚期宫颈癌、阴道癌 |

宫颈糜烂容易被人"小题大做"，有的人认为宫颈糜烂是宫颈癌的前兆。其实，宫颈糜烂严重程度跟宫颈癌没有直接关系。一个人是否有宫颈癌的风险不是看她有没有宫颈糜烂，而是要看两个指标：一个是宫颈涂片，一个是人乳头瘤病毒检测。如果这两个都正常，即便有糜烂，但是只要没有症状就可以不治疗。这两个指标正常，而且能持续3年都正常的话，说明不是宫颈癌的高发人群，以后可以每2年查一次。即便是人乳头瘤病毒感染，也未必都发展为癌症，如果发展成癌也需要10年左右的时间，有的人在其间可以自然恢复正常。

乳腺增生、子宫肌瘤也容易被"小题大做"，因为有人认为它们会发展成乳腺癌、子宫癌。实际上，它们都是由精神情绪波动导致的妇科疾病，不会发展成乳腺癌和子宫癌。乳腺增生没有根治的药物，市面上的药物只能缓解，其症状的轻重跟情绪有很大的关系，所以放松心情，症状自然就会缓解。子宫肌瘤若是发生在绝经期的中老年妇女，随着雌激素分泌减少，子宫肌瘤会慢慢萎缩，不需要手术切除；育龄期的年轻女性得了子宫肌瘤则会影响其受孕的几率，所以需要做相应的治疗。

**万家灯火 健康提示**

很多人一发现得了妇科疾病，就会特别着急，特别害怕。其实，如果能及时发现问题，并治疗得当，就很容易康复。但是由于人们对妇科疾病的偏见，很多人在妇科病初期不愿意去医院，总是一拖再拖，最终延误了病情。女性应该科学地对待妇科病，并学会关爱自己，患病后更要及时治疗。

# 6 寻找过敏源

　　过敏性鼻炎、过敏性皮疹都是常见的过敏症状，但是它们却常常被误诊为其他疾病。不同的过敏症状都有各自的过敏源，那么，在日常生活中人们可能会遇到哪些过敏源，会引发什么样的症状，又该如何寻找到这些过敏源呢？

　　生活中最常见的过敏源是花粉，在春季花开的时候，很多人会出现过敏性皮疹，又叫"桃花癣"，这就是花粉过敏导致的。坚果也是一种过敏源，它会引起过敏性悬雍垂水肿，严重的可引发猝死。让人不可思议的是有些人还会出现冷空气过敏，只要有冷空气的时候，他就会咳嗽。另外，小孩睡觉出汗多，或睡觉不老实经常变换睡姿往往是过敏的表现，这是由于过敏导致鼻黏膜水肿引发缺氧所致。

　　很多食物也是过敏源，海鲜、牛奶、鸡蛋、西红柿、热带水果、绿叶菜，甚至小麦、猪肉都可能引起人们过敏。如果一个人在吃了某种食物后，身体上出现起荨麻疹、肿胀、咳嗽、腹泻、打嗝、放屁等症状，您可能就对它过敏了。如果不确定，可到医院做过敏源检查。

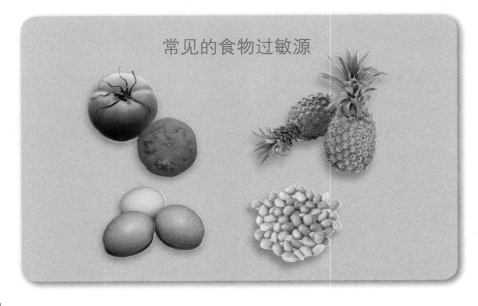

常见的食物过敏源

生活中有许多让您意想不到的过敏源：做饭时，盆盆罐罐里飘出的蒸汽会附着在轻易打扫不到的地方，如墙角、天花板、橱柜门和被大物件掩盖的区域，真菌则会抓住机会繁殖。因此做饭时，哪怕只是烧开水，也最好打开抽油烟机或排气扇。

含氟牙膏也是一种过敏源，专家提醒使用含氟牙膏的量不必太多，一般每次不超过1克，牙膏占到牙刷头的五分之一就可以了，无须挤满牙刷头。由于儿童使用牙刷还不熟练，有可能误食含氟牙膏，危害身体健康，因此建议儿童不要使用含氟牙膏。

枕头也有可能是造成过敏的原因，不管枕头的填充物是什么，温暖湿润的人体环境总会给尘螨创造舒适的生长条件。建议枕芯至少每年更换一次，并定时清洗枕套。

冰箱门封也会让人过敏，因为在您不断开关冰箱门的过程中，湿气、食品残渣会聚集在此，使各种细菌大量繁殖。建议您用漂白剂兑水，每周清洁冰箱门封一次，比较难处理的地方可让棉签帮忙。

如果您爱养花，室内有花盆，那您也得当心了。植物根部湿润的土壤适合真菌生长。可在花盆里摆放一些鹅卵石，以阻止真菌传播。过敏症较严重的人，应把植物移到室外。

**万家灯火 健康提示**

有些孩子对牛奶、鸡蛋过敏，为了补充他们生长所需的营养物质，可以用肉、豆制品来代替牛奶、鸡蛋。

## 本章看点

# 第二章 ◉ 识别疾病的信号，解读身体不适症状

## 专家简介

● - - - - - - - ●

　　纪小龙，武警总医院病理科主任，肿瘤生物治疗科主任，纳米医学研究所所长，教授、博士生导师。在肿瘤早期诊断、淋巴瘤诊断方面有很深的造诣，每年在病理会诊中解决疑难及关键诊断1000例以上。任国内11家杂志的副主编、编委以及美国《环境肿瘤病理杂志》编委，全军解剖学组织胚胎专业委员会委员、中国抗癌协会淋巴瘤委员会委员、北京市医疗事故鉴定委员会专家。

●- - - - - - - - - - - - - - - - - - - - - - - - ●

# 第一讲　解密疼痛疑云

主讲人：纪小龙，武警总医院病理科主任，肿瘤生物治疗科主任。

## 本讲看点

扫描二维码
看本讲视频

疼痛常常是身体出现疾病的信号，即使是同一个部位的疼痛，表现也会各不相同。您知道人们头痛、牙痛、腰痛、肩颈痛时都该怎么办吗？身体各处疼痛又分别提示了哪些问题呢？本节将为大家一一细说身体不同部位的疼痛及其解决办法。

## 1　你的疼痛是何类型

> 很多人都有这样的想法，如果身体某个部位特别疼，就觉得问题肯定很严重；如果不痛不痒，就认为自己没什么问题，不去重视。要是您也这么想，可就大错特错了！事实上，有时人疼得要死要活，可能也就是个皮肉伤；有时根本不疼，可能癌细胞已侵蚀内脏！

几乎每一个人一生中都会经历各种疼痛，如头痛、胃痛、关节痛等。剧烈的疼痛会让人痛苦难耐。实际上，疼痛是人体对伤害性刺激的一种正常反应，只有神经健全的人才会有痛觉。在人类当中，也有极个别的人是没有痛觉的，还有截瘫患者的受损脊柱以下位置也是无法感知疼痛的。更进一步说，疼痛是身体对伤害性刺激的一种感知，人们可以根据疼痛的部位来判断身体所出现的问题。

人体并不是从头到脚每一个部位都有灵敏的疼痛反应的。在《三国演义》中，有华佗为关羽刮骨疗毒的故事，后来人们也用"刮骨疗毒"来比喻意志坚强的人。当人体被切皮割肉的时候是非常疼的，然而用刮刀刮骨头里面是不会疼的，因为骨头外面的皮肤和肌肉以及骨头外面的骨膜是有神经的，所以能感觉到疼痛，真正到了骨头里面没有神经所以就不会疼痛。另外，有的人患肺结核、肺肿瘤也不会感觉到疼痛。因此人体的疼痛规律是：人体和外界接触的部位会感觉疼痛，不和外界接触的器官不会疼痛。

疼痛不仅是人们发生疾病的一个信号，更是医生判断疾病轻重的一个依据。在医院里，医生在没有搞清楚病人的病情之前，不能轻易用止痛药，否则会影响诊断结果，贻误病情，甚至造成很严重的后果。

疼痛在患病的人群中很常见，有的是比较轻微、无关紧要的，有的是性命攸关的。为了自身的健康，人们需要了解常见的疼痛类型及其特点。生活中最常见的疼痛主要有七种类型：

（1）针刺样痛，这种疼痛的位置很明确，感觉就像是针刺的一样。

（2）钝痛，这种疼痛是一片区域痛，不是一个点痛，疼痛的范围是固定的。

（3）窜痛或者放射痛，就像触电一样，比如说原来在肩膀痛一下又窜到手臂去了，这就是窜痛。

（4）灼痛，像火烧一样痛，最常见于咽喉、鼻子、眼睛、嘴巴等黏膜部位。

（5）绞痛，就像身体里面绞在一起一样，这是由于痉挛引起的疼痛，一般来得快、消得也快，如胆绞痛、肾绞痛等。

（6）搏动性疼痛，它跟心跳和脉搏是一致的，最常见的是头痛。

（7）胀痛，这是一种隐隐的膨胀性的痛，常出现在肿瘤的晚期。

根据疼痛的部位划分，疼痛可以分为：头痛、牙痛、咽痛、大关节痛、小关节痛等。

当人们遇到疼痛时，不可以一味地止痛，也不用过于惊慌。如果疼痛是轻微的，一下就过去了，就不用特别关注。如果疼痛一直存在，而且越来越明显，这种疼痛就是比较危险的，一定要及时就诊，弄清楚疼痛的根源，然后对症下药，才能有效去痛，保证健康。

# ② 头痛应该怎么办

> 头痛是一种病因很复杂的疾病，有些头痛是无关紧要的，有些头痛是完全可以治好的，有些头痛是会致命的，因此对于普通人来说需要知道一些关于头痛的基本知识，以免延误病情而后悔莫及。

头痛是人们最常见的问题之一，也是让医生很头痛的一种疾病。因为引起人们头痛的原因实在是太多了，如果医生不下一番功夫，不耗费精力和时间是很难搞明白的。

一说到头痛，人们都认为是脑袋的问题，这种观点实际上是不对的。生活中，引起头痛的因素有很多，简单地说，头痛可以大致分成两种类型：一种是头部问题引发的头痛；另一种是全身性疾病引发的头痛。

头部疾病会引发疼痛，不同的头部疾病所引发的头痛都有各自的特点。例如，青光眼或眼压高会引起头痛，在头痛的同时还会出现视力模糊的问题。高血压也会引起头痛，这种头痛会让人感觉到太阳穴跳痛。如果一个人的头痛是早上起来比较明显，活动后有缓解，而且在较长时间内总有这种感觉，另外早上起来时鼻腔内都充满了分泌物，这就是鼻窦炎引起的头痛。

| 头痛的特点 | 可能发生的疾病 |
|---|---|
| 头痛时视力模糊 | 眼部疾病，如青光眼 |
| 太阳穴跳痛 | 血压偏高 |
| 清晨头痛明显 | 鼻窦炎 |
| 偏头痛并伴随呕吐 | 血压高或脑出血 |
| 头痛越来越严重 | 脑内长肿瘤 |
| 整个头都痛 | 感冒发热，或低血压 |
| 整个头部轻度疼痛 | 贫血 |

全身性疾病也会引起头痛。举例来说，最多见的还是感冒、发热，这是全身性的疾病。这种头痛一般都是全头痛，不是局限在某一个部位。随着感冒、发热的消退，头痛也会消退。

此外，低血压也可以引起头痛。这是由于血压低，供给脑部的血流量不足，颅内压力降低了，脑内容物就要收缩，本来脑内容物和脑膜是贴在一起的，都是有神经连着的，收缩时脑膜和脑内容物就离开了，离开就要牵拉脑膜，这也会引起头痛。还有贫血的时候也会头痛，它是整个头部的、轻度的疼痛，是氧气供应不足造成的。

此外，还有两种头痛是非常危险的，需要人们提高警惕：

一种是偏头痛突然痛得很厉害，且伴随呕吐，这说明颅内出血了。出血量达5毫升就会使颅内压增高，要是出血10毫升以上，人就有生命危险了。颅内压增高会使人出现头痛和呕吐等症状，如果突然出现头痛伴有呕吐，这很可能是颅内出血的表现，这时就已经很严重了。

另一种是持续性头痛，且越来越严重，这说明人的颅内长了肿瘤。肿瘤的出现有一个缓慢形成的过程，颅内肿瘤也会使颅内的压力增大，因此人就会感觉疼痛，而且这种疼痛是持续的、不缓解的。很多人一听脑子里长瘤就害怕，觉得无药可救，事实上，只要人们及早发现、及早治疗，就有可能逃出疾病的魔爪。

有的人头痛发作时恨不得去撞墙，然而他们做完了各种检查，看过了最好的神经科专家，依旧找不出原因。其实，除了身体的原因外，外部环境因素也会引起头痛。例如，当人们装修新房时，如果用了某些不合格的装修材料，就会造成人体血管的收缩而引起头痛，离开这个装修环境后，头痛则会慢慢消失。

**万家灯火 健康提示**

头痛有这么多的原因，有头部本身的因素，有全身的因素。当大家遇到了头痛，可以根据上面讲的分类，自己先分析一下，问题出在哪，把头痛的原因搞明白，针对病因治疗就能够及时消除头痛。

# ❸ 牙疼应该怎么办

在牙疼的问题上，大部分人存在一个认识误区就是"牙痛医牙"，为了图一时痛快，很多人一遇到牙疼就会选择拔牙，认为这样就能一劳永逸。然而，有些牙疼拔牙是解决不了问题的，而且还会让人悔不当初。

俗话说："牙疼不是病，疼起来要人命。"牙疼是一个非常常见的毛病。很多人牙齿一疼就会去拔牙，这就造成了一些中年人身体还没有衰老，牙齿就早已残缺不全了。当然现在有许多方法可以补全拔掉的牙齿，但是补上的牙无法完全取代人体本身牙齿的功能，而且还会造成许多生活上的不便。牙齿残缺的人会吃饭不香，会导致生活质量下降，从而引起一系列的身体机能降低。因此要正确对待牙疼，不能为了一时痛快轻易拔牙。

要想彻底解决牙疼的问题，保护牙齿，人们首先需要了解牙为什么会疼。人的牙齿就像一只瓷碗，最外层都是一层光滑的釉质，这层釉质主要对牙齿内部结构起保护作用。釉质的里面是牙本质，牙本质构成牙的主体，在牙本质中有神经末梢，是痛觉感受器。在牙本质的内部是牙髓，这里分布着神经、血管等，只有这里的神经受到了刺激，牙齿才会疼痛。牙髓神经对刺激异常敏感，稍受刺激即可引起剧烈疼痛。如果人们一敲牙会有窜疼的感觉，就说明牙髓神经受到刺激了。

龋齿是最常见的牙齿问题。如果龋齿还没有伤到牙齿中间的神经，牙齿是不会疼的，只有龋齿刺激到牙神经才会引起疼痛。人们遇到龋齿导致的疼痛时，不能因为疼得厉害就把整颗牙齿拔掉，而是应该有耐心地应对牙齿问题。简单来说，如果人的牙齿只是有个洞，还没有伤到牙髓，就可以把它磨干净，然后再把这个"窟窿"给补上。如果龋齿继续扩大，损伤到了牙髓，最好去正规的医院找牙医做根管治疗，这样就能保住自己的牙齿，免得再去镶牙、种牙。

还有一种牙疼是人们咬硬东西或者磕碰造成的。本来一颗完整的牙，受到强外力刺激后却从中间断开了。如果这种牙疼疼得受不了，最简单的处理方法是拔牙。然而，人们牙齿断掉之后，牙根还是在的，治疗时要尽量保住牙根，然后再给断牙上套一个牙冠，这和拔牙后再装假牙的感觉是完全不一样的。

不论是哪一种牙疼，人们最好要先想方设法地保住自己的牙齿，千万不要轻易将病牙拔掉。

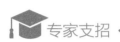 专家支招

治疗龋齿分情况
① 没伤及牙髓：补牙。
② 伤及牙髓：根管治疗。

牙疼不仅仅是牙齿本身的问题，其他疾病也会引起牙疼。例如，牙疼可能是上肢关节病的表现，因为分部于手部的神经和牙神经最后是集中在一起的，疼痛的信号最后都要传递到大脑里，如果大脑判断错误，就会把手发来的疼痛信号误认为是牙发来的，所以它就会感觉到牙疼。再者，牙疼也可能是心脏疾病来袭的征兆，当动脉血液供应不佳或心肌梗死时，最初表现出来的症状往往是牙疼。遇到以上这两种情况时，如果人们轻易将牙齿拔掉，不仅治不了病根，还有可能延误病情。

所以，小小的牙疼可能有很多原因，正确处理好牙疼，才能避免由此导致的不良后果。

**喉咙痛应该怎么办**

> 喉咙痛看似很常见，其实咽痛、喉痛并不是一回事，我们应该学会如何辨别。

喉咙痛也就是咽喉痛，它也几乎是每个人都经历过的疼痛。"咽喉"两个字虽然经常放在一起，但实际上是两个不同的部位，它们分别是咽部和喉部。当人们遇到喉咙痛时，首先需要搞清楚到底是哪个地方痛。医生检查时，会用压舌板把舌头压住，从口腔往后看到的部分就是咽部，咽部往下就是喉部。

如果人们自己拿着镜子看咽部，会发现这里会有两个像门一样的半弧形，中间还挂了一个小肉疙瘩——悬雍垂。有的人在咽部两边半弧形的圈里会看到两个小肉块，它们就是大家都熟悉的扁桃体。正常情况下，人的咽部呈粉红色，扁桃体是在咽部两边的半弧形的后面，不会鼓出来。咽部发炎时，颜色会加深，且两边的扁桃体会增大，往中间靠拢，那么就是扁桃体发炎了。

### 咽部的结构

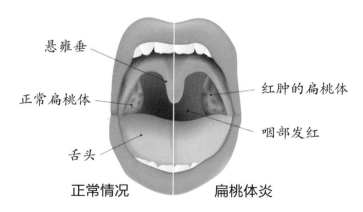

正常情况　　　　　扁桃体炎

喉部是人们无法直接看到的，要想知道自己喉咙痛时到底是咽部发炎还是喉部发炎，有一个非常简单的鉴别方法，由于喉部是发声的，这里有两片声带，当说话声音变得沙哑、低沉时，就说明人的声带振动不灵活了，也就是人的喉部发炎了。

日常生活中，有些孩子咽部发炎时，家长就会立即给他们用抗菌药物，这种做法是非常不明智的，因为不是所有的咽部发炎都可以用抗菌药来治疗。咽部发炎的人去医院进行检查，医生会让他去验血，看血液里的白细胞数是增多还是减少。如果出现喉咙痛，而且白细胞总数又高于正常值（$10 \times 10^9$/L），则说明是细菌感染，就可以用抗菌药治疗；如果出现喉咙痛，但白细胞总数低于正常值（$4 \times 10^9$/L），甚至更低，则属于病毒感染，不可使用抗菌药治疗，多休息就好了。据报道，欧洲医学界发现了一些耐药的超级细菌，它们就是人们滥用抗菌药造成的，一旦体内细菌形成了耐药性，其后果将是非常可怕的。因此，千万不可轻易给咽喉痛的人使用抗菌药，而是应该先检查确诊，再对症下药。

扁桃体发炎会引起咽部疼痛，严重的会引起发热、呕吐、食欲缺乏、精神萎靡等症状。为避免严重的扁桃体发炎，有的人说可以将扁桃体摘除，有的人又认为摘除扁桃体可能会使人的免疫力下降，所以不能摘除。其实，手术摘除扁桃体并不会让人的免疫力下降，因为扁桃体周边有大量的淋巴组织，扁桃体被摘除后，这些淋巴组织会开始增生，替代扁桃体的作用，所以人们无需担心扁桃体摘除后会降低免疫力。如果扁桃体每个月都发炎，那肯定就需要摘除。如果扁桃体每年仅发炎三四次，但每次都会严重影响正常的生活，让人精神萎靡、发热，且需要一两个星期才能恢复，那也需要手术摘除扁桃体。到底摘不摘除扁桃体，关键要看它每年发炎的次数和症状。

以上所说的喉咙痛都是急性的咽喉问题，还有一种咽喉问题叫作慢性咽炎，这种疾病并不会让人疼得很厉害，但会让人感觉咽部不适，好像有东西堵着，去医院检查也查不出毛病，总让人很痛苦。引起慢性咽炎的原因有很多，如喝酒、吸烟、空气污染，以及食物对咽部的刺激等。慢性咽炎并不是伴随人一辈子的，只要找出咽部发炎的原因，把病因祛除了，就可以将其治好，所以患者应该对治愈慢性咽炎抱有信心。

# ⑤ 大关节痛应该怎么办

很多人在大关节疼痛时，就会想到热敷、按摩、贴膏药等这些传统办法，这些办法有时确实能见效，可是也有的人治了半天，病情却越来越重。这是为什么呢？

人体活动离不开全身各处的大关节和小关节。所谓的大关节是指肩关节、肘关节、胯关节、膝关节等。随着年龄的增长，大关节疼痛会逐渐出现，尤其是到了50岁以后，这种关节痛就会越来越普遍。并不是所有的大关节痛都和年龄有关，例如，膝关节滑膜炎会引起膝关节疼痛，上年纪的人出现膝关节痛时，不先仔细检查，而是只把它当作老年人的常见疾病去治疗，就会越来越严重。

造成人体大关节疼痛的原因主要有三种：

第一种原因是创伤性关节炎，这是由关节磨损引起的。组成人体的各个关节的骨骼连接面上都会有一层软骨，这个软骨有很好的缓冲作用，而且是不能再生的。随着人们年龄的增大，加上一些外力的影响，人们的关节软骨会不断地磨损。如果关节软骨磨掉了，关节两端的骨头就会发生碰撞，并且不断出现磨损。骨头是可以再生的，关节两端的骨头出现磨损后，它们又会长出新的骨头，这就是骨刺。骨刺会对关节周围的组织形成挤压，这时关节就会产生疼痛。

第二种原因是退行性关节炎。退行性关节炎的患者大多是年纪大的人，经检查，一般无器质性病变，造成退行性关节炎疼痛的原因主要是钙质的流失，然而人上了年纪后再想通过补钙来解决问题，就已经来不及了。为了避免人们上年纪后出现退行性关节炎，在年轻时就需要注意补钙，增强骨骼的密度。

第三种原因就是上文提到的滑膜炎。滑膜是指在关节外面，包着关节的一层膜，关节滑膜发炎会引起关节痛，而且还会导致关节肿。当患上滑膜炎时，一定要及时治疗，否则会给人留下慢性的炎症，再想恢复就会变得困难了。

　　说到大关节疼痛最常见的部位，主要有肩部、股骨头、膝关节。因此，肩周炎、股骨头坏死、膝关节炎是常见的大关节问题。

　　肩周炎又称"五十肩"，因为它多发于五十岁左右的人。肩周炎发作时，肩关节会出现疼痛，且活动受限，手也不能抬，但去医院检查，肩关节上的软骨、肌肉、滑膜等都没有问题。肩周炎不是靠药物治疗就可以减轻的，反而有的会越治越严重，治疗肩周炎需要注意休息。

　　股骨头坏死又叫股骨头无菌性坏死，它是由股骨头血液供应不足导致的。

　　人们的膝关节既要支撑，还要走路，膝关节软骨最容易受到损害。为了身体健康，适当的锻炼是非常有必要的，但上了年纪的人进行锻炼时不可过度。人们需要根据自己的年龄和关节的完好程度进行锻炼，保护好大关节，尤其需要注意保护膝关节。

万家灯火 健康提示

肩周炎可以自行恢复，不用过于担心。
胯关节疼痛要当心股骨头坏死，不要延误治疗。
老年人运动时要重点保护膝关节。

# 6 小关节痛应该怎么办

要想快速缓解关节疼痛，人们首先需要对小关节疼痛有一个全面的认识，找准关节疼痛的诱因，然后针对病因进行治疗。

人体的小关节有很多，如手指关节、脚趾关节、腕关节、踝关节、脊椎关节等，这些小关节往往也会出现疼痛问题。总的来说，小关节本身问题会引起疼痛，一些全身性的疾病也可能引起小关节疼痛。

小关节自身出了问题会引起关节疼痛。由于小关节不像大关节那样会出现严重的磨损问题，小关节自身最常见的疾病是类风湿性关节炎。类风湿性关节炎会使关节之间粘住，不能活动。类风湿性关节炎痛苦难治，要想有效预防，人们就应该知道它的一些早期信号。类风湿性关节炎发病是一个缓慢的过程，它最初的时候表现为早上起床后手指僵直、弯曲困难。如果人们发现自己有这个现象时，一定要尽早使用药物治疗。

说到类风湿性关节炎，很容易让人想到风湿性关节炎，它们之间仅相差一个字，这很容易让人误会它们是两种类似的疾病。然而，古语有云："失之毫厘，谬以千里。"风湿性关节炎是指人体中产生的过多的抗体攻击大关节，从而引起的关节发炎，它一般在短时间内即可治愈，且年轻人容易得。类风湿性关节炎多发生在指关节、颈椎等小关节，通常发生缓慢，会导致关节僵硬变形，难以治愈。

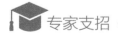

专家支招

如何区分风湿性关节炎和类风湿性关节炎

① 风湿性关节炎：多发生在膝关节、肩关节等大关节，一两个月即可治愈。

② 类风湿性关节炎：多发生在指关节、颈椎等小关节，通常发生缓慢，会导致关节僵硬变形。

有的人一有关节疼痛就害怕，以为自己得了关节炎，殊不知还有许多疾病也会导致小关节疼痛，如肠炎、内分泌疾病、皮肤病等都会引起关节疼痛。

很多人认为手指和脚趾上这些小关节疼痛是无关紧要，所以并不把它们当回事。然而，有些小关节疼痛却是致命的。例如，有些人的指间关节总是晚上痛得厉害，白天还好一些，去医院检查却总也找不出病因。切不要因为找不出关节问题而放松警惕，因为这很可能是癌外症状。比如，肺癌是一种会引起关节疼痛的疾病，而且它说不准会引起哪个关节痛，并且这种疼痛是游走性的，一般是晚上痛得明显。不过，并不是所有的肺癌都会有关节疼痛的表现，只有肺小细胞癌才会有此类症状。

**万家灯火 健康提示**

　　要解决小关节疼痛问题，首先需要考虑是不是关节本身出了问题，如果不是，则需要人们根据自身的身体状况和医生的诊断进行综合分析，找到病根后再对症下药。遇到小关节疼痛时，千万不可过度恐慌，也不能粗心大意，而是应该保持清醒，并且应该找专业的医生进行诊断治疗，避免诊断错误而出现遗憾。

**胸痛应该怎么办**

胸部疼痛，涉及心肺两大器官，如何判断到底哪里出了问题？如何分清轻重缓急，胸部疼痛是在家休息，还是需要马上送医院抢救？

人的胸部是指人体正面锁骨以下、横膈膜以上的位置，由于这里有心和肺两大脏器，所以有的人一遇到胸部疼痛就会紧张，怕有生命危险。虽然说胸部疼痛可能会引起死亡，但是并不是所有的胸部问题都会导致很严重的后果。胸部从外向内，最外面是皮肤，皮肤里面是脂肪、肋骨和肋间肌肉，再往里就是心和肺。

**胸腔的结构**

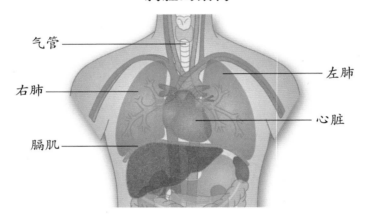

气管

右肺

膈肌

左肺

心脏

其实，人的肺上有个洞，或是心脏做完手术，它们都不会疼痛，因为这两大脏器内部是没有痛觉神经的。那么胸痛到底是哪里出了问题呢？在人的肺部表面，有一层保护肺的薄膜叫作胸膜。人一分钟要呼吸十几次，呼吸时，肺会不断地收缩和膨胀，胸膜也会随之运动。在胸膜之外的肋骨上也是有一层膜的，这两层膜之间的空腔就是胸膜腔。正常情况下，胸膜腔内有一些起润滑作用的液体。如果人的胸膜出现了问题，或是胸膜腔内的液体出了问题，再或者是人们呼吸时胸膜与肋骨上的膜发生了摩擦，人就会出现胸痛，因为胸膜上存在大量的痛觉神经。

胸膜炎是导致胸部疼痛的最常见的原因。要想知道自己胸痛是不是胸膜炎，有一个非常简单的方法可以帮助人们进行判断，就是胸膜炎患者在呼吸时的疼痛感最明显。人不可能没有呼吸，每一次呼吸都会引起胸膜的摩擦，如果一个人感觉呼吸时胸痛最明显，就可以知道自己毛病出在胸膜上。胸膜炎是可以治愈的，所以人们患了胸膜炎后也不用恐慌，应该及时诊治，听从医嘱，多注意休息，症状就会慢慢好转。如果人们生病之后，还是不停忙碌，就会使病情加剧，并加剧胸部疼痛。

引起胸部疼痛的另一个常见原因是心绞痛。心绞痛是心脏的问题。人的心脏每时每刻都在不停跳动，正常情况下，普通人的心脏每分钟跳动70~90下，而且这个跳动不能停止，一旦停止，人将失去生命。心脏跳动就会消耗氧气和营养，这就需要冠状动脉来给心脏输送"养料"。如果冠状动脉供血不够，就会出现心肌供血不足，也就是心肌缺血的情况，人就会出现心绞痛的症状。除了胸部疼痛外，心绞痛患者还会有心跳加快、头晕胸闷等症状。

**万家灯火 健康提示**

　　心绞痛实际上是心脏血液供应不足的一个信号。心绞痛发作很可能危及人们的生命，因此在日常生活中，人们尤其需要注意养护心脏。有心绞痛的人还需要掌握一些自救知识，以免发生危险。

# ⑧ 右上腹痛怎么办

日常生活中，肚子痛是一个常见问题。然而，如果一个人肚子痛去医院看病，只说自己肚子痛，医生也无法看出个所以然来，因为导致肚子痛的问题太多了。要想快速解决肚子痛的问题，就需要人们先对自己的肚子有一个全面的认识。

人体躯干横膈膜以下，腹股沟以上位置是腹部，俗称"肚子"。以肚脐为界，肚脐以上是上腹部，肚脐以下是下腹部。在此基础上，以人体正中线为界，腹部又可分成左上腹、右上腹、左下腹和右下腹。

## 腹部的划分

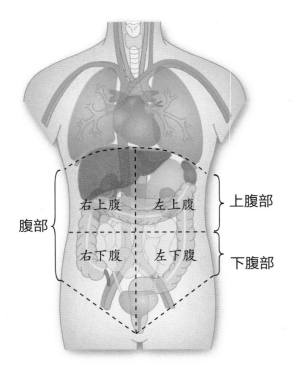

如果一个人感觉自己肚子痛或是不舒服，首先需要分清楚肚子的具体疼痛部位，是上下左右哪个位置，然后医生才可以针对患者的疼痛部位进行诊断和检查。以右上腹部疼痛为例，肝脏和胆囊均位于右上腹，因此，肝脏和胆囊的问题都会引起右上腹疼痛。

肝脏是人体最大的消化腺，正常人的肝脏重约1.5千克。人的肝脏是一个非常神奇的器官，因为只要它有三分之一的部分是完好的，人的肝脏功能就不会有问题。肝与肺一样，它的外面也包着一层膜叫作肝膜。肝膜上有大量的神经，如果一个人的肝脏变大，同时就会把肝膜撑开了，这样人才会感觉到肝脏疼痛。肝脏疼痛不是像针扎的那种疼痛，也不是绞痛，而是一种缓慢的、不剧烈的、持续的钝痛。

引起肝脏疼痛的最常见因素是肝炎。究竟是什么原因导致了肝脏发炎呢？答案就是肝炎病毒。肝炎病毒有很多种，主要分为甲型、乙型、丙型、丁型等。甲肝和乙肝是人们听说得比较多的两种肝炎，甲肝是一种可以彻底治愈的肝炎，而乙肝则比较麻烦，因为它比较难治愈。在过去，人们认为跟乙型肝炎患者一起吃饭就会被传染。其实，这种认识是错误的。因为乙型肝炎病毒主要通过血液传播，无血液暴露的接触是不会传染乙型肝炎的。

总的来说，肝炎会引起右上腹疼痛。如果一个人发现自己右上腹长期钝痛，一定要及时去医院检查自己是不是感染了肝炎。很多人感染了肝炎自己无法察觉，而且出现右上腹痛钝痛也不去看，总是忍着，时间久了则可能出现肝硬化、出血等问题，这时候再去治疗就困难了。因此，人们需要时刻警惕肝炎，要早发现、早检查、早治疗，这样才能早恢复。

此外，胆囊问题也会引起右上腹疼痛。胆囊位于肝脏的下方，是存储胆汁的地方。肝脏是分泌胆汁的地方，它就像一个泉眼，不停地往外冒胆汁。胆汁是一种消化液，但是人体只有在吃饭的时候才会需要胆汁，而肝脏又不能停止分泌，所以就需要胆囊来存储胆汁，因此它就像一个小水库一样。当人吃饭的时候，消化道里需要胆汁时，胆囊就会收缩，将胆汁挤到消化道中来消化食物。

造成胆囊疼痛的原因主要是胆囊结石。假如胆汁成分不对，或者太浓，就会在胆囊中沉淀，形成结石。胆囊与消化道之间由胆囊管相连，它的直径是0.8厘米。如果胆囊内的结石直径小于0.8厘米，胆囊收缩时就会将结石顺利排出，不会引起疼痛。一旦结石的直径过大，则会堵住胆囊管，这将导致胆汁无法正常排出，结果会使胆囊拼命收缩，因此就会出现胆绞痛。胆绞痛与肝脏疼痛相比，有两个显著的特点：一是疼痛突然发生，二是疼痛极其剧烈。患有胆结石的人吃饭时，甚至闻到饭菜香味时，就会出现疼痛症状。

慢性胆囊炎也会引起胆囊疼痛，但是它与胆结石造成的绞痛不同，慢性胆囊炎患者只有在按压胆囊时才会感觉疼痛。如果大家在按压右上腹时，感觉到压痛，就应该去检查自己是不是患有慢性胆囊炎。

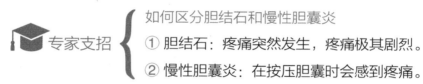

专家支招 { 如何区分胆结石和慢性胆囊炎
① 胆结石：疼痛突然发生，疼痛极其剧烈。
② 慢性胆囊炎：在按压胆囊时会感到疼痛。

万家灯火 健康提示

　　肝炎、胆结石和慢性胆囊炎都可能引起右上腹疼痛。肝炎会引起钝痛，而且还会长期存在。胆结石会引起绞痛，疼痛会突然发生。慢性胆囊炎则是在按压胆囊时出现疼痛。为了自己的健康考虑，人们需要时刻警惕自己右上腹的各种痛感，一旦发现异常，则要早点去医院检查。

## 左上腹痛怎么办

生活中，有些人会出现左上腹痛。您知道有哪些原因会引起左上腹痛吗？要想弄清楚这个问题，人们首先需要知道自己的左上腹究竟是怎样的构造。

人的左上腹主要有胃、十二指肠、脾脏和胰腺这四大器官，它们若是出现问题都可引起左上腹疼痛。因此，造成左上腹疼痛的原因是比较复杂的。然而，由于左上腹这四个主要器官的疼痛都各有特点，所以人们要想知道究竟是哪个器官的问题造成了左上腹疼痛也是比较容易判断的。

### 胃的结构

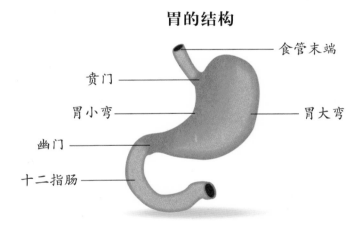

食管末端

贲门

胃小弯

胃大弯

幽门

十二指肠

首先，让我们来看一下胃，胃占据着左上腹很大一片区域。胃有上下两个口，其上是食物从食管进入胃的入口叫作贲门，其下是食物进入十二指肠球部的出口叫作幽门。如果左上腹疼痛是因为胃的毛病引起的，那么它应该是由于饮食不当造成的。日常生活中，食物种类繁多，难免出现吃得凉了、吃得杂了、吃得硬了、吃得不消化了、吃得不卫生了等情况，这些因素都可能刺激到胃，从而引起疼痛。急性胃炎和慢性胃炎是常见的两种胃部疾病。急性胃炎是由于一时吃东西不合适造成的，但是能很快康复。慢性胃炎会反复发作，发作时人会很难受，且吃东西时也会感觉胃痛，不过一般过上一两周或一个月症状就会慢慢减轻，但过不了太久还会由于某种因素复发。总的来说，慢性胃炎也是与饮食有关的。

顺着胃往下走就是十二指肠，它最容易发生溃疡。胃不但是储存食物的场所，同时也会分泌胃酸。十二指肠内是碱性的，从胃里进入到十二指肠里的食物是酸性的，它会和十二指肠中的碱发生中和，然后进入小肠进行消化吸收。胃酸是一种强酸，如果它直接进入十二指肠就会灼伤十二指肠形成溃疡，然而当人们吃饭的时候，食物会把胃酸冲淡后再进入十二指肠，这样就不会对十二指肠造成损害。一般进食两个小时后，胃里的食物就会排空。如果人们是在空腹的情况下感觉左上腹疼痛，则可能与十二指肠溃疡有关。

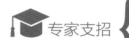专家支招 { 如何判断溃疡发生的部位？
① 进食后左上腹疼痛：可能跟胃有关。
② 空腹时左上腹疼痛：可能跟十二指肠有关。

在胃的后面藏着一个非常重要的器官——脾脏，具有储血、造血等功能。假如人体某个地方出现失血，脾脏就会来补足那里的血液流失。当然要是失血过多，还是要靠输血。一旦脾脏受损破裂，人就会出现生命危险。如果脾脏内部血管的血液发生凝结，就会使血液无法流动，那么这一块脾脏就坏死了，这就是医学上所说的脾梗死。脾梗死也会造成左上腹疼痛，但是这种疼痛与胃和十二指肠疼痛不同，它是突发性剧烈疼痛。

胰腺是人体的重要器官之一，它既可分泌胰液来消化食物，又可分泌胰岛素来降低人体血糖。胰腺每天都会产生胰液，胰液是强碱性的。胰液通过主胰管和副胰管被排到十二指肠中，跟食物混合以消化食物。很多人逢年过节与家人团聚，或者朋友聚会，难免大吃大喝，结果把胃、肠道都给堵满了，同时也会将胰液流通的管道给堵死，使胰液无法顺利流到肠道中，只能倒流回去，这时胰液就会损伤胰腺，形成急性胰腺炎。也就是说，暴饮暴食会引起急性胰腺炎而造成左上腹疼痛。急性胰腺炎会引起猝死，因此人们千万不可暴饮暴食。

# ⑩ 肚脐痛怎么办

　　相信很多人小时候都被家长叮嘱过，千万不能抠肚脐，否则会肚子疼。但是，总有一些孩子不听话，结果疼得满地打滚。然而，即使人们不抠肚脐，肚脐及其周围也可能出现疼痛，这究竟是为什么呢？

　　人体的肚脐及周围区域下方是人体最长的消化器官——小肠，它可长达5米，粗细相当于人的手指头。小肠一圈一圈地盘在肚脐周围区域，最后与大肠相连。如果小肠出了问题，就会在肚脐周围表现出疼痛。所以，如果人们肚脐周围疼痛，首先应该考虑是不是小肠出现了问题。

　　造成小肠疼痛的原因有许多，比如说肠梗阻，这是小肠最常见的毛病之一。我们知道，小肠是一根又细又长的管腔，在肚脐这一块区域绕来绕去，它是比较容易打结的，就会造成肠道里的食物无法通过，从而导致小肠出现炎症，因此人就会感到脐周痛，这就是肠梗阻。老年人是肠梗阻的多发人群，但是老年人发生肠梗阻并不是由于小肠打结引起的，而是因为他们年龄太大了，小肠蠕动变得很缓慢，致使肠道将其内部食物的水分吸收得过多而无法流动，造成凝结，便形成了肠梗阻。如果身体稍弱的中老年人突然感觉脐周痛，吃了一天的东西也不消化，而且疼痛一直不缓解还逐渐加重，这时就需要想到肠梗阻的问题，应及时到医院进行治疗。

　　与中老年人不同，小孩子往往精力充沛，喜欢上蹿下跳，同时他们的肠道蠕动也是非常有力的。人们都知道食物进入消化道后会从上往下走，然而小肠是一根非常软的管子，食物要想在小肠内不断往下走，就需要小肠不断蠕动。如果小肠蠕动的力量太强，就会造成上面的一段肠道套到下面去，形成肠套叠而引起疼痛。生活中，很多孩子总是坐不住，吃完饭就离开餐桌跑来跑去，这很容易引起肠套叠。如果家里有一个孩子平时很健康，却突然躺在地上打滚，脐周剧烈疼痛，这时家长就要考虑孩子是不是发生肠套叠了，要赶紧带他去医院进行治疗。

| 脐周疼痛的特点 | 可能发生的疾病 | 多见人群 |
|---|---|---|
| 突然疼痛，一直不缓解还逐渐加重 | 肠梗阻 | 老年人 |
| 饭后突然剧痛 | 肠套叠 | 儿童 |
| 肚脐周围撕扯性疼痛，时重时轻 | 肠粘连 | 腹部做过手术的人 |
| 疼痛不太剧烈，热敷后能缓解 | 肠动脉硬化 | 中老年人 |

　　腹部做过手术的人也容易出现肚脐周围疼痛。大家都知道阑尾炎、胃溃疡、胆囊炎等都可以通过微创手术进行治疗，这种治疗方法的好处是创口小、疼痛轻、恢复快、出血少，但是由于小肠在腹部绕来绕去，进行手术时难免碰到它。如果体内有两段小肠出现破裂，就很可能造成肠粘连。有肠粘连的人会出现肚脐周围撕扯性疼痛，且这种疼痛会时重时轻。

　　有些中老年人肚脐周围痛，而且一痛就是好几年，怎么查也查不出原因，但是疼痛不太剧烈，热敷后就能缓解，这很可能是肠动脉硬化造成的。小肠和心脏一样也需要有动脉来供给"养料"进行生命活动，如果小肠的动脉供血不足，就会出现肚脐周围疼痛。肠动脉硬化在人群当中并不少见，但由于它不会像心脏供血不足那样危及人的生命，所以没有什么危险。

**11 右下腹痛怎么办**

> 生活中，想必人们对阑尾炎这种疾病并不陌生，它就是造成人们右下腹疼痛最主要的原因。可以说，90%以上的右下腹痛是阑尾炎引起的。

右下腹疼痛也是常见的腹痛问题之一，右下腹中有大肠、盲肠和阑尾。有的人可能会把大肠、盲肠和阑尾当作三个器官，这种认识是不正确的。其实，盲肠是大肠起始的膨大盲端，长约6~8厘米，而阑尾则是属于盲肠的一小部分。

小肠是负责消化食物和吸收营养的最主要器官，食物被消化吸收后所剩下的残渣会排到大肠中去，盲肠是最先接管这些残渣的场所。阑尾是盲肠上一个又细又长的部分，如果有部分残渣进入阑尾无法排出，就会引起阑尾发炎，造成疼痛。当然，盲肠炎也会引起右下腹疼痛，但是它一般是由阑尾炎引起的。如果人们及时发现阑尾炎，并尽快把它切除，就可避免炎症扩散到盲肠。

如果一个人阑尾发炎并不是很严重，也是可以进行保守治疗的。但是，如果他的血液白细胞计数升得很高，就只能通过手术切除的方法进行治疗，否则一旦阑尾坏死、穿孔，就会引起腹膜炎，是会危及生命的。

粪便阻塞是造成阑尾炎的主要原因，除此之外，人的进食习惯也与阑尾炎相关。生活中，有些人吃饭总是狼吞虎咽的，从来不认真咀嚼吃进嘴里的食物，这会使吃进肠胃里的食物都是一块一块的。结果，小肠消化后形成的粪便进入大肠后也是一块一块的。我们知道阑尾是比较细的，而那些粪便又比较粗，这就很容易出现堵住阑尾的问题，从而引起阑尾炎。因此，要想预防阑尾炎，人们在吃饭时应该细嚼慢咽。另外，有些人吃西瓜不喜欢吐子，这种做法也可能引起阑尾炎，所以为了自己的身体健康，吃西瓜时最好吐子。

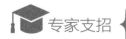 专家支招 { 如何预防阑尾炎？
吃饭时要细嚼慢咽。

**下腹痛怎么办**

> 下腹部疼痛的原因很多，男性和女性的下腹部疼痛原因也各不相同，因此分清疼痛原因，才能对症治疗。

肚脐以下的腹部为下腹部，这里除了右下腹的阑尾、盲肠外，还有许多重要器官，如左下腹处有部分大肠，还有膀胱、生殖系统等。男性与女性的下腹部生殖系统结构是不同的，男性的相对简单，女性的则比较复杂。就女性而言，她们下腹部生殖系统包括子宫、卵巢和输卵管，这些器官是男性所没有的。男性下腹部的生殖器官有前列腺，这也是女性所没有的。由此可见，位于人体下腹部的器官比较复杂，而且它们有时也难免会出现问题造成下腹疼痛。

造成女性下腹疼痛的原因主要有三个。第一个原因是排卵。女性基本上每个月都会排卵，卵巢中卵细胞成熟后，会造成卵巢表面的一些破损，同时卵细胞排出后还会带出来一点血，所以下腹部也会疼起来。排卵造成的下腹痛是经常被人们忽略的一个问题。有些女性出现下腹疼痛会很紧张，然而到了医院却没检查出什么问题，这时就应该考虑自己是不是到了排卵期。不过，排卵产生痛感是因人而异的，有的人会什么感觉都没有，有的人则会有较剧烈的痛感。

女性下腹疼痛的第二个原因是痛经，这个问题在女性中比较普遍。造成痛经的原因有很多，主要是由于子宫内膜无法顺利脱落排出引起子宫胀痛，从而刺激子宫的肌肉收缩引起的。

除了正常排卵和月经，女性下腹痛还有第三个原因——子宫内膜异位症。正常情况下，子宫内膜应该是在子宫腔被覆内膜及宫体肌层中的。然而，它也可能出现跑到卵巢的情况，这就是子宫内膜异位症。子宫内膜异位症会造成子宫内膜在卵巢部位不断增厚。最后，当子宫内膜脱落时，会无法正常流出，只能撑破卵巢流到腹腔里去。子宫内膜在卵巢中脱落时会有胀痛感，流到腹腔后，还会刺激腹腔引起腹痛。如果子宫内膜脱落后流到腹腔内的量很少，则无需做手术，腹腔可以将它吸收；如果量比较大，甚至有的人出血很多，则会有生命危险，一定要及时进行手术治疗。

排卵、痛经和子宫内膜异位症是女性下腹疼痛的三大主要原因，这都与其自身的生理期相关。因此，女性应该对自己每一个月，甚至是每天的生理变化都了如指掌，这样即使出现下腹疼痛也不会过于慌张，而是能够清楚地判断自身的问题，以便准确解决问题。

| 性别 | 下腹痛可能的原因 |
| --- | --- |
| 女性 | 排卵 |
| | 痛经 |
| | 子宫内膜异位 |
| 男性 | 前列腺炎 |

虽然男性下腹解剖结构比较简单，但男性也会出现下腹疼痛，问题主要出在前列腺上。前列腺位于男性膀胱和尿道的交界处，形状大小如同板栗，包裹在尿道的外面。许多男性到了50岁以上，前列腺就会出现增生。由于前列腺的外面包着一层膜，这层膜是无法扩大的，所以前列腺只能向内增生，于是开始压迫尿道口，从而引起尿路不通畅，这时下腹部会出现隐痛。如果男性感觉排尿时出现尿频、尿急和尿不尽的情况，就需要去医院检查自己是不是出现前列腺炎了。

**万家灯火 健康提示**

　　腹痛是一个病因很复杂的问题，不同部位的腹痛都有其具体的原因。出现腹痛后，人们需结合自己的年龄、性别、病史，以及具体的疼痛部位和疼痛特点进行具体分析。另外，人们还需要及时去医院就诊。

# ⑬ 肩颈痛怎么办

　　人们躯干背部的肩颈和腰也有疼痛问题。肩颈痛是人们背部的常见问题，那您知道造成肩颈疼痛的主要原因有哪些吗？

　　相信很多人在生活中会有这样一些体会，比如打羽毛球时用力过猛，第二天肩膀会特别酸痛；或是有的人开车时间比较长，第二天肩膀也会特别酸痛。这两个情况都属于过度劳累造成的肩部肌肉疼痛，只要多休息，然后再轻微地活动，就可以起到缓解疼痛的作用。

　　许多50岁左右的人会有肩周炎的问题，这也是造成肩颈痛的一个主要原因。日常生活中的许多活动都离不开肩关节的配合，可以说肩关节是人体所有关节中活动最频繁的地方之一，这难免使其积劳成疾，所以人上年纪后就会出现肩周炎。肩周炎即使不进行治疗，经过一段时间的休养也会好转。

　　对于女性来说，还有一种相当常见的肩颈痛问题，就是在更年期时出现围绕颈部、胸椎和肩膀的窜痛。这是由于人体机能下降，雌激素水平降低引起的。要想解决这个问题，可以在医生的指导下补充一点雌激素。更年期女性适当补充雌激素不仅可以有效缓解肩颈疼痛，还可以起到延缓衰老的作用。

　　此外，胰腺癌病人也可能会出现肩颈和背部疼痛的问题。胰腺位于胃的后方，与后背肌肉相距不远。胰腺上布有神经，这些神经会通过脊髓与大脑相连，因此要是胰腺出了什么问题，这些神经会将胰腺的信息通过脊髓向上传导。人体所有的神经是一个整体，它们之间是紧密相连的，分布在胰腺的内脏感觉神经在向上传导信息时，会影响人体肩背部的神经，从而使它们产生刺激反应，所以这两种神经信号都会传到大脑。由于背部的面积大，神经分布众多，所以信号就比较强烈，因此，大脑就会感觉到肩背疼痛，而忽略胰腺的问题。有一种方法可以帮人们区分肩颈痛和胰腺癌，就是胰腺癌的痛感是白天背部隐隐作痛，晚上痛感加强，这与普通的肩颈痛是不一样的。

　　人们遇到肩颈痛时，可根据自己的状况分析疼痛的原因，必要时就医。

**腰痛应该怎么办**

　　俗话说："站着说话不腰疼。"有人将这句话戏说为："坐着说话才不腰疼。"然而许多在办公室坐着工作的人下班回家后会觉得腰痛，这又是为什么呢？

　　经常坐着的确会引起腰痛，办公室人群出现腰肌劳损的人不在少数。当然，体力劳动的人由于身体需要负重，也会造成腰部肌肉受伤，引起腰痛。以上两种情况都属于腰肌劳损引起的腰痛。

　　除了腰肌劳损外，腰椎间盘突出、腰椎骨质增生等也是引起腰痛的常见原因。日常生活中，腰椎间盘突出是特别常见的腰痛原因，而且它已呈现出低龄化的趋势。人的脊柱不是笔直的一根骨头，而是由许多脊椎骨通过椎间盘连接成的一个略有弯曲的结构。随着年龄的增长，椎间盘会不断磨损，这就会使人的脊柱生理曲度发生变化。腰椎间盘突出症之所以会引起腰痛，主要是由于椎间盘髓核组织疝入椎体，引起椎间孔狭窄，压迫脊髓或脊神经，从而引起疼痛。如果人们不仅腰痛，而且走路抬腿时腰臀都痛，或者躺下后脚就不能抬高，则说明腰椎间盘已经压迫到神经了。然而，不是所有的腰椎间盘突出都会压迫到神经，所以不要听到椎间盘突出就紧张。

　　腰椎间盘磨损不仅会使椎骨异位，而且还会使两节原本不接触的椎体直接接触。椎间盘在椎骨之间不仅可连接两节椎骨，更重要的是起到保护的作用。然而，椎间盘磨损后，两节椎骨为了设法保护自身不至于被磨损，开始出现骨质增生，长出骨刺，这时人的腰部也会出现疼痛。

　　许多人腰痛时会选择贴膏药的方法来进行治疗，不过这种方法只能缓解因肌肉劳累引起的腰痛。如果腰痛是由于椎骨和椎间盘问题引起的，贴膏药是解决不了问题的。

　　现在，推拿按摩比较流行，有些人腰痛时也喜欢找人进行按摩。这种方法可以缓解因肌肉疲劳引起的腰痛，早期轻度腰椎间盘突出引起的腰痛也能通过按摩得到缓解，但严重的腰椎间盘突出想要通过按摩来缓解疼痛就没有效果了。

| 腰疼类别 | 贴膏药 | 做推拿 |
|---|---|---|
| 肌肉劳累引起 | √ 可以 | √ 可以 |
| 椎骨问题 | × 不可以 | × 不可以 |
| 椎间盘问题（轻度） | × 不可以 | √ 可以 |
| 椎间盘问题（严重） | × 不可以 | × 不可以 |

正常情况下，人体的骨头、神经和肌肉等组织都应该是越休息状态越好的。如果一个人半夜突然腰痛，痛醒了，这时就需要警惕肿瘤问题，并及时去医院进行检查。肿瘤的形成是一个缓慢的过程，晚上身体休息时，不适的感觉才会比较明显。

**万家灯火 健康提示**

就腰部来看，其疼痛的原因还有很多。人们需要根据自己的日常生活情况和痛感进行综合分析，才能准确找到腰痛的原因。多数情况下，腰痛是可以恢复的。如果您的腰痛是比较难恢复的，只要找对治疗方法，也能缓解腰痛问题。

# 第二讲　解密发烧疑云

主讲人：纪小龙，武警总医院病理科主任，肿瘤生物治疗科主任。

## 本讲看点

扫描二维码
看本讲视频

　　当人体产生了多余的代谢废物却无法排出时，身体就会通过燃烧的方式将这些代谢废物排泄掉，这时人的体温就会升高，出现发热（俗称发烧）的症状，因此发烧是人体排泄代谢废物的一个过程。

　　生活中，发烧是一个常见症状。发烧可分成低烧、中烧、高烧，但您知道该如何应对这几种发烧吗？有些人感冒发烧时还会出现鼻塞、鼻炎或者是咳嗽的症状，遇到这些情况时又该如何应对？本节"发烧疑云"将为您详细解说有关发烧的问题。

## 1　如何正确量体温

　　人的体温是会变化的，它会受性别、年龄、环境等因素的影响而发生改变，但是为了保证身体各个器官的健康，它需保持在恒定的37℃左右。

　　人体的正常体温基本上是在36~37℃之间。发烧时，人的体温会高于正常体温。生活中，人们辨别病人发烧严重程度的方法主要有看症状、摸额头和测体温。其中，看症状和摸额头的方法都是不可靠的。首先，看症状这一方法仅仅是通过肉眼来判断一个人的病情，它是看不出体温的高低的。其次，摸额头的方法一般是家长用手来摸孩子的额头烫不烫，这种全凭感觉的方法是不准确的。如果一个家长的手特别热，孩子发烧时，他是无法准确摸出来的，这很可能会耽误孩子的病情。

辨别一个人发烧严重程度最准确的方法是量体温。人体有三个可以测体温的位置，分别是腋下、口腔和肛门。正常情况下，人的腋下温度是36.5℃，口腔温度是37℃，肛温是37.5℃。严格地说，肛温是最精确的，因为在肛门测温度测的是人体内，这里是不受外界干扰的。如果测腋下温度，由于放温度计的位置不一样，所以测出来也可能是不准的。测口腔温度的话，如果一个人刚喝过热水，或是吃过冰淇淋，再或是放的位置不正确，测出来的体温也是不准确的。当然，如果人们要想随时了解自己的体温状况，最好在早上起床前，每天测相同位置的温度，比如说一直测腋下温度，将温度计的水银端放在腋下的正中间测量就可以了。如果家里没有温度计，人们也可以通过脉搏来测量自己的体温。一般来说，人安静时每分钟脉搏是70次左右。当人们发烧时，心率就会加快，体温每上升1℃，脉搏增加10次。不过，这只是一个粗略的测量方法，也有的人体温每上升1℃，脉搏增加15次，所以这个方法应该因人而异。

并不是每个人的体温都是一样的。从性别的角度来看，女性的体温会比男性稍微高一点。一般人会认为，男性的体温比女性的高，并且中医认为男性属阳，女性属阴，应该男性的体温高才对。其实，由于女性的新陈代谢水平跟男性是不同的，女性体温会比男性稍高0.2~0.3℃。从人的一生来看，年轻时体温会稍高一点，上了年纪后的体温会低一点。

按发热的高低（以口腔温度为准）可分为低烧37.3~38℃，中烧38.1~39℃，高烧39.1℃以上。当一个人的体温达39.5℃以上时，就会比较危险了。如果超过40℃，体内的脏器就会受到影响，特别是孩子，如果孩子体温达40℃的话，很可能会出现抽搐、昏迷等症状，严重的话还可能会损伤脑部功能。高烧超过43℃时，人就会出现昏迷，一旦超过了45℃，人就会死亡。与发烧相反，如果一个人受疾病或外界因素影响，体温下降到28℃以下时，也会出现昏迷死亡。

**2 不可大意的低烧**

> 在许多人眼里，发烧不过是一个普通的问题，因此人们平时很少关注自己的体温变化，即使自己出现低烧时，有些人也会觉得无所谓，扛过去就好了。实际上，低烧并没有人们想象的那么简单，低烧甚至有可能会危及人的性命。究竟哪些情况下的低烧需要人们警惕？又有哪些疾病会导致人们发低烧？

低烧时，身体温度会与正常体温相差不大，很可能让人感觉不出来，再加上有时候低烧并不会让人感觉太难受，所以比较容易被人所忽视。尤其是许多年轻人觉得自己身体素质好，能扛就扛过去了，或者吃片退烧药就算了，很少有人重视低烧问题。

然而，有些疾病最先表现出来的症状就是低烧，如果人们不及时采取应对措施，随着时间的推移，疾病可能逐步发展到中晚期，这时人们再想补救就已经晚了。例如，低热是癌症的早期症状之一，恶性肿瘤在体内生长后，最早反映出来的症状就包括低烧。低烧也是人体排泄代谢废物的一个过程，肿瘤之所以会出现低烧的症状，是因为身体里的癌细胞产生了死亡的"细胞垃圾"，身体要把它们清除，就会形成低热。

从性别角度看，女性比男性更容易出现低烧。如果一个女性总是存在慢性的低烧，也没有其他明显的症状，去医院检查又找不到具体原因，这时就需要警惕自己是否得了慢性盆腔炎。持续低烧就说明一个人的体内一定有少量的"垃圾"。慢性盆腔炎除了低烧，不会有明显的腹痛之类的症状。因此，如果女性出现持续低烧就需要找专业妇科医生检查自己是否患有慢性盆腔炎。

除了癌症和慢性盆腔炎之外，有的疾病也会有低烧的症状，如慢性咽喉炎和慢性肝炎。慢性咽喉炎在低烧的同时还会伴随咽喉肿痛的症状，所以人们经常低烧且咽喉肿痛就应该是患了慢性咽喉炎。如果一个人长期低烧，经过医生诊断已排除慢性盆腔炎、慢性咽喉炎等疾病，就应该检查自己是否得了慢性肝炎（包括慢性乙型肝炎和慢性丙型肝炎）。人得了慢性肝炎后，每天都会有一批肝细胞在死亡，身体要清除这些"垃圾"，就需要通过燃烧的方式，因此人就会表现出低烧的症状。人发烧温度的高低与病情的严重程度并不是对等的，低烧与高烧都需要引起人们的重视。

此外，在与低烧有关的疾病中，还有一类疾病是需要人们关注的，它们叫作自身免疫性疾病。自身免疫就是指机体对自身抗原发生免疫反应而导致自身组织损害所引起的疾病，如血管炎、狼疮性肾炎、类风湿性关节炎等这一类疾病。自身免疫性疾病刚开始时就是低烧，这是疾病给身体的一个信号，如果人们忽视它，疾病就会不断恶化。就拿狼疮性肾炎来说，如果人们在低烧时不予重视，肾脏就会不断被破坏，等发展到尿毒症时再治疗就已经来不及了。

**万家灯火 健康提示**

如果要深入探究引起低烧的原因，可以找出许多种，所以不要以为低烧不是大事，而是应该找到低烧的根源，弄清楚究竟是身体的哪个部位出现了问题。如果总是低烧的话，就需要借助一些医疗方法进行治疗。

# ③ 中烧应该怎么办

中烧在医学上又称中等度热，出现中烧时，人体内的"垃圾"会比低烧时多很多，身体为了能快速清理这些"垃圾"，就会加速燃烧，释放出比较多的热量，所以人的体温就会更高。

中烧，即中等度热，是指体温在38.1~39℃的发热。中烧的病人约占医院就诊发烧总人数的80%。当然，由于人们对低烧并不重视，好多人在低烧时会选择扛过去，所以医院中低烧病例会较少。中烧是相对于低烧和高烧而言的，其实它对于人体来说温度已经比较高了。

生活中，有许多情况会引起中烧：

（1）上呼吸道感染。上呼吸道感染俗称感冒，当人们出现感冒时，呼吸道产生的"垃圾"如果能够顺利排出，人就不会出现发烧。如果这些"垃圾"堆积在体内，甚至堆在支气管和肺里，则会引发支气管炎和肺炎，为了能清理这些"垃圾"，身体就需要燃烧散热，形成中烧。

（2）急性肠胃炎。人体的消化器官包括胃、肠、胆囊、胰腺和肝脏等。这些器官出现垃圾，又很难排出时，身体要清除这些"垃圾"，就会引起中度发烧。

（3）胆囊炎。人们都知道胆囊炎会疼，但有些胆囊炎是不疼的，因为胆囊管没有被堵住，胆汁流出比较容易，所以不会出现疼痛。但是胆囊发炎的时候，胆汁、胆囊以及肝脏里的"垃圾"很容易流到血液中，因此就会出现中烧。

（4）药物。例如，有些患关节疾病的人经常要服用治疗关节痛的药物，结果总是发热，去医院检查又找不到病因，最终发现是药物性发热，停药后烧也就退了。

（5）甲亢。所谓甲亢就是甲状腺功能亢进，人体新陈代谢加快，这就会导致机体不管有没有"垃圾"都会不断地燃烧、发热，所以就形成中烧。

另外，有些孩子注射疫苗后也会发烧。遇到这种情况时，家长不用过于紧张。因为孩子自身免疫系统功能并不健全，注射疫苗就是为了让孩子增强免疫力，而且疫苗属于外源性物质，身体就要清理它，因此孩子就会发烧。

许多人发烧时，并不会去探究自己发烧的原因，而是先口服退烧药来解决问题，这种做法是不正确的。因为退烧药只能给身体降温，并不能清理掉体内的"垃圾"，单纯地吃退烧药就相当于人们把体内的火浇灭了，但是"垃圾"还在，所以它还会死灰复燃，解决不了根本问题。

处于不同年龄阶段的人，发烧的情况是不同的。比如说，孩子特别是学龄前儿童发烧时温度都会比较高，因为他们的免疫系统功能并不健全，还没有形成完整的"垃圾"清理机制，所以体内一旦有"垃圾"时，就会发烧。再比如，老年人一般很少发烧，由于他们体内的白细胞反应能力下降，当体内有炎症后，有时已经很严重了，但身体的反应却并不明显。因此，对于老年人来说，不可以根据体温的高低来判断病情的轻重。

**高烧应该怎么办**

> 生活中，当人们身边的亲友出现高烧后，为了帮助他退烧，有的人会让他多喝水，有的人会让他盖被子捂汗……其实，这些方法都不是最可取的。

高烧的病人最好要先去医院做血常规检查。说到这里，很多人会不解，对于发热患者，医生不立即开出处方让患者尽快退热，反而让去做血常规检查，一定是想多赚点"黑心钱"。其实，这样想着实冤枉了医生。因为血常规是辨别发烧缘由的一个重要依据。细菌感染、病毒感染都会引起高烧，而且它们也会引起人体内白细胞数量发生相应的变化。正常情况下，成人血液中白细胞计数为$4×10^9$/L~$10×10^9$/L，细菌感染患者的白细胞数会超过$10×10^9$/L，病毒感染高烧患者的白细胞数会低于$4×10^9$/L。细菌感染引起的高烧是可以用抗菌药物进行治疗的，而病毒感染引起的高烧用抗菌药进行治疗不仅治不好反而会带来别的问题。由此可见，高烧时查血常规是非常有必要的。

破伤风是一种因破伤风梭菌感染引起的疾病，会引起人们高烧。破伤风梭菌经人体伤口侵入人体后，不断繁殖，产生毒素，并且这些毒素还不断进入到血液中，人就会出现高烧。感染破伤风后，只要能及时注射破伤风抗毒素，很快就能痊愈。如果治疗不及时，则可能发展成败血症，这时再想恢复就已经来不及了。

有一种高烧非常容易被人们忽略——寄生虫感染。黑热病就是由于感染寄生虫造成的，患黑热病的人就会长期高烧不退。黑热病是由一种叫作白蛉的昆虫叮咬引起的，这种小虫子不但会吸人的血，还将能引起黑热病的寄生虫（黑热病原虫）的鞭毛体带进人体。当鞭毛体进入人体后，会不断往里钻，最后会藏到人体深处进行繁殖。它们繁殖的时候就会产生很多"垃圾"，这时就会引起高热。如果一个人高烧不退，怎么检查也找不到原因，且其去过的环境里还有白蛉，就应该考虑是否患了黑热病。只要及时治疗，黑热病是可以治愈的。

孩子发高烧是一件让家长非常揪心的事情。有的孩子高烧常伴有抽搐，遇到这个问题家长难免会手足无措。更严重的是高烧容易损伤儿童的脑细胞，甚至会导致脑瘫、耳聋、视力下降等后果。因此，儿童高烧是必须进行积极处理的，但是不可乱来。有的家长因为心疼孩子，怕把孩子烧坏了，会给他吃冰淇淋退烧，这做法表面上看是可以降温，但实际效果并不好。正确的做法应是用冰袋或冰块敷在孩子的颈部大动脉处，让进入大脑的血液降温，然后再将孩子送医院就诊。把孩子送到医院后，大人们巴不得医生先给孩子注射退烧药物把体温给降下来，这种做法是非常不可取的。因为高烧是身体清除"垃圾"的过程，一味强行退烧，反倒会把有害物质留在体内。

有些人一旦发烧，就去医院强烈要求医生给自己输液，因为他认为输液退烧的效果更快一些。如果患者高烧时还没来得及检查出其高烧的原因，就先输液退烧了，这样不仅不利于诊断，还可能耽误病情。正确的治疗方法应该是先配合医生去做血常规检查，找出发烧的原因，然后遵从医嘱。

总之，高烧是一个需要引起人们重视的问题。另外，在家里护理高烧病人时，还应该让病人静养，不能让病人太劳累。在饮食上，发热患者应该以流质食物为主，并且还要多饮水。

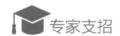专家支招

遇到高烧后怎么办？

① 应该采取积极的态度来应对，立即处理不可拖延。

② 找出病因，高烧需要做血常规帮助诊断。

③ 儿童高烧一定要保护好大脑。

④ 输液可以退烧，但一定得遵医嘱，凡是自己坚持或拒绝输液的做法都是不可取的。

# ⑤ 鼻塞鼻炎怎么办

发烧、鼻塞是感冒常有的症状，如果一个人感冒长时间没好，还有诱发鼻炎的可能。

我们知道鼻子是用来呼吸的，呼吸之所以通过鼻子而不是嘴巴，是因为鼻子里有鼻毛可以过滤和加湿空气。从外面看，人的鼻子都有两个鼻孔，两鼻孔中间有一个间隔叫作鼻中隔。鼻孔中有一些内部结构，分别叫作下鼻甲、中鼻甲和上鼻甲，它们都担任着相同的功能，就是空气进入肺以前的循环及过滤作用。这三块鼻甲的大小不是固定不变的，当外界空气寒冷时，它们就会变大，让身体内少进凉气，同时还能使冷空气变热，不至于刺激人的呼吸系统。当然，这也是人们遇到冷空气时会感到鼻子不通气的原因。当外界空气变热时，它们也会缩小。鼻甲之所以能够大小自如，是因为它以海绵体结构为主，这种结构是对人体呼吸系统的一种自我保护。

## 鼻腔的结构

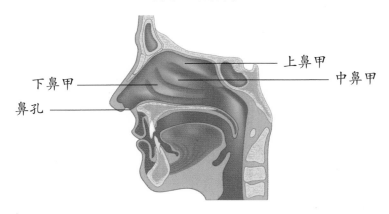

许多人感冒的时候会有鼻塞的症状，这是因为病毒或是细菌刺激鼻甲，造成鼻甲肿大，因此人才会感到鼻塞。感冒药中的麻黄碱有缓解鼻塞的作用，能收缩鼻甲里的血管，这样鼻甲就会变小，空气就能流通了。但是麻黄碱的作用只是暂时的，过不了多久，鼻子就还会堵住。生活中，有的人为了疏通鼻塞会用醋或者碱来刺激鼻甲，这种方法会对鼻腔造成损伤，是非常不可取的。

现在，环境污染比较严重，空气里有毒、有害的物质也比较多，这些有害物质会刺激人的鼻腔，从而引发过敏性鼻炎。除了空气污染外，香水、花粉、动物皮毛等都可以引起过敏性鼻炎。过敏性鼻炎的症状是：一遇到过敏源就不停地打喷嚏，并且鼻塞。

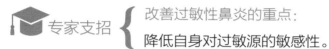

专家支招 { 改善过敏性鼻炎的重点：
**降低自身对过敏源的敏感性。**

人们常用来缓解过敏性鼻炎的方法有喷雾剂、口服药和激光治疗。喷雾剂比口服药更能有效降低鼻黏膜的敏感性，不过需连喷三五天后鼻黏膜的敏感性才能降低。激光治疗过敏性鼻炎的效果是非常明显的，但是只是暂时的。如果鼻炎患者使用药物后，症状缓解不明显，则说明鼻子出问题的时间太久了，鼻甲已经失去了收缩的能力，这时就需要用手术的方法来进行治疗，但是手术时一定要留住鼻甲的根部。如果医生没有经验，一刀将鼻甲根部给切掉了，那么外界的空气进入人体将变得畅通无阻。另外，鼻甲还有分泌黏液的作用，保证鼻腔的湿度，一旦鼻甲被完全切除，人的鼻腔也会变得很干燥。

有些呼吸科的医生会告诉过敏性鼻炎患者要用清水经常清洗鼻子，这样就能有效改善症状。其实，这种方法只能部分改善鼻炎症状。因为当空气进入鼻腔后，会有一些过敏物质附着在鼻黏膜上，这时用清水洗鼻子可以清洗掉这些过敏物质，从而缓解症状。但是这种方法无法降低鼻腔的敏感性，所以还是用喷雾剂的效果更好。

有人说单侧鼻子流血是鼻咽癌的前兆。这种说法是很片面的，鼻子流血是鼻咽癌的表现之一，但是鼻子流血是一个很常见的问题，而且很多原因都会引起鼻子流血，所以这并不是判断鼻炎癌的依据。

**咳嗽应该怎么办**

一般来说，急性咳嗽超过 6 个月就可能发展成慢性咳嗽，这时再想治愈就很困难了。因此，人们在急性咳嗽早期一定要引起重视。

咳嗽是生活中人们最常见的症状之一。感冒会引起咳嗽，这时的咳嗽属于急性。急性咳嗽是可以治愈的，一定不能总拖着，急性咳嗽拖得久了便会转成慢性咳嗽，随着年龄的增长，慢性咳嗽还可能发展成老慢支（慢性支气管炎），接着变成肺气肿，然后发展成肺心病，最后会出现心力衰竭。发生心力衰竭后人就有生命危险了。

感冒引起的急性咳嗽需要及时进行治疗，但不是所有的咳嗽都要立即治，因为咳嗽也有真假。真正的咳嗽是指气管（不包括咽喉部）内有痰堵塞，空气不流通后，人体为清除呼吸道内异物而做出的反射动作。生活中，人们喉咙不舒服的时候，也会有咳嗽，但这种咳嗽就是假咳嗽。

有些人咳嗽时会感觉上不来气，于是便开始喘。喘跟咳是有区别的，咳嗽是因为气管内有障碍物，人体为通畅气管而做出的动作；而喘是由于气管阻塞后，人体内的氧气不够，于是便会用力吸入足够的空气，呼气时由于气道不通畅而出现呼气困难，所以喘是因为气体进出肺泡发生困难造成的。

生活中，有些肺癌患者也是会咳嗽的，但有的却不咳嗽。肺癌之所以会咳嗽，那是由于肿物长在了气管上，影响了空气的进出，所以人就会一直咳嗽。假如肿物长在了肺泡里，那就不影响空气的进出，人就不会咳嗽。肺癌引起的咳嗽一定是干咳，而且随着时间推移，病情不断发展，干咳也会不断加剧，还会出现呛咳。由于肺在人体内部，人患肺癌后会难以察觉，但这并不意味着没有办法检测肺的健康状况，胸部CT检查就可以让人们看到肺部的状况。

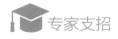 中年以上人群有条件的情况下最好每年做一次胸部 CT 检查，可有效帮助人们预防肺癌的发生。

# 第三章 ◉ 从头到脚话保健，关注系统健康

## 专家简介

● - - - - - - - ●

刘玄重，北京天坛医院心血管内科主任医师、教授，卫生部健康教育巡讲专家。

贾海忠，北京中日友好医院主任医师，医学博士，北京中医药大学教授。

郭冀珍，上海市高血压研究所主任医师，上海交通大学医学院附属瑞金医院高血压科主任医师、教授。

王虹，江苏省人民医院院长，呼吸科主任医师，南京医科大学副校长、教授、博士生导师，江苏省健康教育协会副会长。

纪小龙，武警总医院病理科主任，肿瘤生物治疗科主任，纳米医学研究所所长。

向红丁，北京协和医院主任医师、博士生导师，北京协和医院糖尿病中心主任。

高下，南京肿瘤医院耳鼻喉科主任医师，南京市耳鼻咽喉头颈外科学会主任委员，江苏省耳鼻咽喉头颈外科学会副主任委员。

葛久禹，南京市口腔医院口腔内科主任，中华口腔医学会牙体牙髓病专业委员会常务委员。

# 心血管系统
## 第一讲　健康从"心"开始

主讲人：刘玄重，北京天坛医院心血管内科主任医师。

### 本讲看点

扫描二维码
看本讲视频

世界卫生组织曾提出过这样一个口号："你的心脏就是你的健康。"这句话是提醒人们要注意保护自己的心脏。心脏是人体非常重要的一个器官，它时时刻刻都处在跳动状态，一旦停止跳动，人的生命也就结束了。

如果您是冠心病的高危人群，且心脏的健康状况也开始下降，也千万不能灰心，因为这并不意味着您的心脏已经无药可救了。如果人们能及时意识到自己的问题，并能科学安排自己的生活，就有机会尽快恢复心脏健康，避免冠心病的发生。

## 1 三招揪出心脏隐患

人体是一个完整的系统，它是由骨骼、肌肉、血管和器官组合而成的，然而这些组成部分的寿命是不相同的，据科学家推测，人的骨骼可使用约 200 年，胃、肠、肝、肾等器官可使用 100 多年，而心血管使用 70 年功能就已经退化得很厉害了，根据木桶理论，生命的短板就是心脑动脉，可以说人的寿命长短取决于心脑血管的使用年限。

相信很多人对心血管疾病都不陌生，它包括心脏疾病和脑血管疾病，并且已经成为现代人健康的第一杀手。现在，心脏病已经不是中老年人才会得的病，许多年轻人也加入了心脏病的行列。心脏病并不是一种单一的疾病，而是

## 心脏的结构

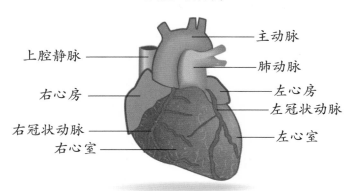

上腔静脉 —— 主动脉
—— 肺动脉
右心房 —— 左心房
—— 左冠状动脉
右冠状动脉 —— 左心室
右心室 ——

包括许多种心脏疾病的统称，如先天性心脏病、风湿性心脏病、肺心病、心肌病、冠心病等都是心脏病。在心脏病家族中，冠心病是最常见，也是对人们威胁最大的一类，它是指因冠状动脉狭窄、供血不足而引起的心肌机能障碍、器质性病变，故又称缺血性心脏病。

冠心病是潜伏在人体内的一个不定时的炸弹，一旦爆发，人就会有生命危险，主要有以下六类人需警惕冠心病的发作：

第一类是高龄、男性及绝经女性。年纪越大的人，越容易得冠心病，男性比女性更容易得冠心病，而女性冠心病患者一般是绝经后的人。

第二类是脑力工作者。经常伏案工作的办公室人群如果缺乏锻炼就很容易患冠心病。

第三类是"五高饮食"者。"五高饮食"包括高热量、高脂肪、高糖、高胆固醇、高盐。

第四类是吸烟、肥胖、高血压和糖尿病患者。大量吸烟的人以及过度肥胖特别是腹部肥胖的人都是冠心病的高危人群。高血压是冠心病发病的一个重要致病因素。糖尿病患者因糖代谢紊乱也特别容易引发冠心病。

第五类是A型性格的人，简单地说，就是指暴脾气的人。这类人往往说话快、走路快，平时努力工作，经常加班加点，很容易造成心肌缺血，引起冠心病发作。

第六类是其他高危人群。冠心病的发生可能与环境因素相关，比如有些地方的水质中含有一定的致病因素，长期在此处生活的人就很容易患冠心病。遗传因素也是冠心病发生的一个重要原因。因此，有冠心病家族史的人更需要警惕冠心病的发作。

人们要想知道自己的心脏健康情况，最准确的方法就是去医院做检查。但是，很多人由于工作繁忙，没有条件经常去医院检查。即使这样也没有关系，学会三招照镜子，也能发现冠心病的端倪。

第一，看自己是否脸色萎黄、憔悴，口唇青紫。冠心病患者由于体内缺氧会呈现出上述的症状。

第二，看眼睑是否长出黄疣。眼睑长黄疣是冠心病的一个征兆。

第三，要看耳部从耳轮向下到耳垂上是否有一条深深的沟，医学上把它叫作冠心沟。有这个沟的话，有可能得了冠心病。

除此之外，人们还可以通过一些蛛丝马迹来判断自己冠心病的发病风险究竟有多大，比如了解家族遗传病史，关注自己的饮食、血压、体重和体形变化。吸烟指数也是判断人们是否容易得冠心病的一个依据，吸烟指数就是烟龄乘以每天吸烟的数量，比如一个人抽了30年的烟，每天抽20支，那么他的吸烟指数就是600，吸烟指数超过400就是一个危险信号。

冠心病的发病具有缓进性，也就是"冰冻三尺，非一日之寒"，正因为如此，要想预防冠心病还应该从小事做起，长期坚持。另外，冠心病还有急变性，一旦发病救治不及时，则可能失去生命，所以预防冠心病一定要做到未雨绸缪，避免悲剧的发生。

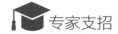专家支招

如何预防冠心病？

① 多活动，特别是那些脑力劳动的人应该尽可能地多锻炼身体。

② 科学饮食，必须要管住自己的嘴，避免"五高饮食"。

③ 要控制血压、血糖，肥胖者还应该减肥，吸烟者最好戒烟。

## ② 怎么吃降血脂

生活中，许多人并不把血脂异常当回事，然而它正在成为现代人心脏健康的一大杀手，四分之三的冠心病患者有血脂问题。目前，我国已有 1.6 亿人出现血脂异常，其中年轻病人不断增多，因此关注血脂已经刻不容缓。

现在，越来越多的人开始关注"三高"问题，"三高"即高血压、高血糖和高血脂。其中，高血脂就是血脂紊乱。血脂问题与人体健康密切相关，如果一个人的血脂出现紊乱，很多疾病就会随之而来。

血脂是指人们血液中的脂肪或脂质成分，包括胆固醇和甘油三酯等。一个人的血液中脂质含量太高就是高血脂，太低则是低血脂。血脂过高或过低都是不好的，因此血脂保持在特定的范围内，人才会健康。血脂是人体从食物营养中吸收进血液里的脂质。如果人体从食物中吸收的能量过多又消耗不了，就会以脂肪的形式储存在身体里。要是存在皮下，那么人就会肥胖；要是存在肝脏，则会形成脂肪肝；要是存在血液，人就会出现高血脂。过多的脂肪进入血管后，会在血管壁上越积越多，致使人的血管逐渐狭窄，形成病变。血管上这些狭窄的地方是淡黄色的，像煮烂的小米粥一样，摸起来是硬的且失去了弹性，因此医学上将这种血管病变叫作动脉粥样硬化。

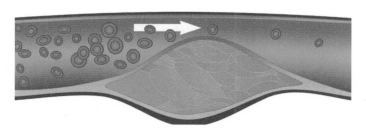

脂质沉积在血管壁上

　　由于高血脂是人体血液中脂肪含量过高造成的，因此许多人都认为只有肥胖人群才会得这种病，自己身材这么苗条根本不必担心血脂问题。然而，事实并非如此简单。高血脂和肥胖有关，但肥胖仅仅是引起高血脂的原因之一，还有许多因素也可以导致高血脂，像遗传因素、糖尿病等都会引起高血脂，所以即使体重适中甚至比较消瘦的人也不是绝对不会出现高血脂的。

　　高血脂与高热量饮食、少运动的不良生活习惯密切相关，然而有些人在生活中非常注意生活质量，既吃得讲究，又注意运动，但是去医院检查却发现自己血脂高了。这种情况下就要考虑是否是遗传因素在起作用，有高血脂家族史的人其患病概率接近50%。先天遗传引起的高血脂是很难避免的，但是如果一个人是因为不注意饮食而导致血脂异常，甚至患上致命疾病，那就太不值得了。其实，人们只要多加注意调节日常饮食，避免进食一些危害健康的食物，控制血脂并不难。

　　要想预防高血脂，人们应该坚持多吃天然食物，少吃高热量的加工食物。天然的食物包括五谷杂粮、新鲜蔬菜水果，生活中人们应该多吃这些。当然，为了身体健康，人们还需要适当吃一些鸡鸭鱼肉，但不能过量。高热量的加工食物有奶油蛋糕、酥皮点心、火腿肠、汉堡包、冰淇淋、咖啡伴侣等，这

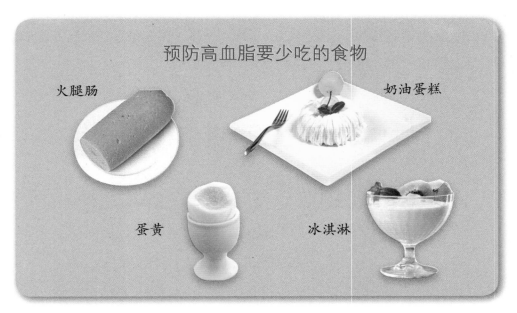

预防高血脂要少吃的食物

火腿肠　　　　　　　　　　　　　　　　　　奶油蛋糕

蛋黄　　　　　　　冰淇淋

些食物看起来都会很精致，但越是精致的食物对人们的危害就越大，就越容易使人患高血脂。此外，动物内脏、动物脂肪、蛋黄、鱼子、蟹黄等这些食物都含有大量的胆固醇，吃多了也可能引发高血脂。有人就说，那不吃这些食物就可以了，当素食主义者就不会得高血脂了。然而，完全吃素并不能解决高血脂的问题，因为人们吃进体内的食物如果能量过剩，同样也会被身体转化成血脂，即使一点胆固醇都不吃，人的肝脏每天还要合成大约1000毫克的胆固醇，所以完全的素食并不能从根本上解决问题。

现在，市场上降血脂的保健品数不胜数，但是它们中的大部分都是不靠谱的。一些保健品商家将深海鱼油可降血脂的作用吹得神乎其神，说它不仅能降血脂，还可以用来治疗冠心病。实际上，深海鱼油调节血脂的作用是微乎其微的。对于那些血脂偏高的人来说，要想控制控制血脂应该进行两方面的治疗：一是药物的治疗，二是非药物的治疗。非药物的治疗是防治高血脂的基础，最重要的是需要注意饮食调节。

另外，血脂偏高的人还需要勤动腿，加强锻炼，同时还应该调节心情，保持良好的心态。

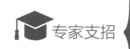专家支招

防止高血脂"四低一高"饮食原则：

① 低热量

② 低胆固醇

③ 低脂肪

④ 低糖

⑤ 高纤维

# 3 日常三餐要贴心

> 现代人的普遍问题就是吃得过多，而且食品搭配不合理，于是，冠心病和血脂紊乱的患者就越来越多。

生活中，许多人的冠心病和血脂紊乱都是吃出来的。在公元前400多年，医学之父希波克拉底就告诉我们：寿命是从嘴里省出来的。如今，越来越多的研究证明了这位圣人的箴言。2007年，澳大利亚科学家研究表明，少吃20%，寿命就能增加20%。美国的一项研究也显示，少吃既可以把内脏和血管中囤积的脂肪"赶跑"，还能提高人的运动和反应能力。

那么一日三餐究竟该怎么吃才能起到保护心脏的作用呢？我们知道"寿命是从嘴里省出来的"，要想身体好，人们应该记住这样一个健康饮食口诀：一口肉、两口饭、三口水果、四口蔬菜。这个口诀的意思是，吃饭时人们要按照吃一口肉，就再配合吃两口主食、三口水果和四口蔬菜的比例进行搭配。"一口肉"可以是猪肉、牛羊肉、禽类肉、鱼虾等，其中猪肉的健康价值是较差的，牛羊肉健康价值稍高，禽类的肉比牛羊肉健康价值更好，鱼虾的健康价值较佳。"两口饭"可以是米饭、面条、馒头和各种粗粮食物。"三口水果"可以是人们常见的各类水果。"四口蔬菜"指生活中种类繁多的蔬菜，特别是绿叶菜，人们最好能多吃一些。

生活中，许多人无法做到健康饮食口诀里说的那样，但是只要人们在吃饭时遵循以下几个原则，心脏也不会出什么大问题。第一个原则是不要偏食。饮食应该吃得越杂越好，食物种类越多越好，比如说吃肉时，不要总盯着一种肉吃，而应该换着样吃，而且一个家庭每周所吃的食物种类最好应超过20种。第二个原则是饮食要有度。"有度"包括两个方面的内容，一是指吃任何食物都不可过度，比如说吃杂粮有益于健康，但是每个成人每天只需吃50~100克杂粮就足够了，不能过多食用；二是指人们每顿饭都不可过量，吃到感觉八分饱就可以了。

以上健康饮食口诀和原则主要解决了人们保护心脏应该怎么吃的问题，下面为人们介绍一下日常生活中有哪些食物对心脏健康最有益。

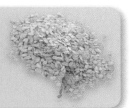

燕麦是一种非常好的主食，它含有丰富的膳食纤维、维生素和微量元素。常吃燕麦可降血脂、保护心脏，还有利于减肥和美容养颜。

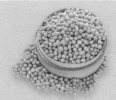

大豆类包括黄豆、青豆和黑豆，大豆类食物蛋白质含量丰富，并且还含有许多有益于心脏的营养成分。

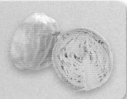

十字花科蔬菜在日常生活中随处都能见到，如白菜、油菜、菜花、卷心菜、萝卜等，它们既便宜又好吃，非常有益于心脏健康。

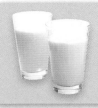

牛奶含有丰富的蛋白质和钙，正常人每天摄入300克的奶类是比较有益于健康的。

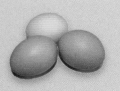

人们常吃的蛋类有鸡蛋、鸭蛋、鹅蛋、鹌鹑蛋等，如果是血脂水平非常高的人则只能吃蛋白，不能吃蛋黄。

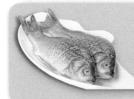

鱼是所有肉类食物中营养价值最高的，相对而言，银鱼和鳗鱼的胆固醇含量要高一点，带鱼、鲈鱼、鳜鱼的胆固醇含量要低一些。

为了心脏健康，以下四类食物应该最好不吃：

第一类是油炸食品，如炸薯条、炸鸡腿等，吃得多了，人体内的脂肪含量也可能随之上升。

第二类是烧烤食品。

第三类是腌制类食品。

第四类是加工食品，越是精细加工的食品对心脏越有害，如饼干、方便面、罐头、蜜饯、冰淇淋等。

有这样一句老话："药补不如食补，食补不如水补。"对于大多数心血管病人来说，喝水有时候比吃还重要，因为人体缺水会造成血液浓缩，形成血栓，把心脏的血管堵住，这时就危险了。

最科学的饮水方法是"未渴先饮，细水长流"，即不要等到口干舌燥了再去喝水，喝水的时候要做到小口频饮，不要一次性把一瓶水都灌进去。做到这一点就能帮助老年人避免血液黏稠，降低血栓发生的概率。

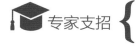 专家支招 { 患有冠心病的老年人应该随时注意补水，方便的话要随身带着一瓶水。

**巧用运动护心脏**

　　有人担心运动太多，会给心脏增加负担，其实只要人们找对运动项目，科学运动，就能有效强化心脏、增强体质。那么对心脏功能弱的人来说，做什么样的运动最合适？在运动的时间、频率上又有什么讲究呢？

　　生命在于运动，适当运动是保护心脏和预防冠心病的重要环节。如果一个人的心脏功能已经下降，那更不能放松日常锻炼。

　　上了年纪的老人和冠心病患者不能因自己心脏功能降低就一动不敢动，更不能过量运动，而是应该遵循量力而行和适合自己的原则进行运动。一般来说，应该从低强度的运动开始，病人在锻炼前最好应该跟医生沟通一下，请教医生自己的心脏功能究竟适合哪些运动。在许多欧美国家，医生会给患者开出一些运动处方，适合老年人和冠心病患者最好的运动处方就是有氧运动，因为它不会使人体重要脏器缺氧。在运动时间上，老人和冠心病患者如果身体或时间允许，可一天锻炼30分钟；如果是身体或时间上不允许，则可以进行分段练习，只要总量够了就可以。在运动频率上，老人和冠心病患者最起码一周保证有五天的运动，不能"三天打鱼，两天晒网"。

　　对于冠心病患者来说，运动基本上是每天该做的事情，但又不可能天天跟医生沟通，所以自己的运动程度需自我监测。做完适量的运动后，人们的感觉应是舒畅、舒服，无呼吸困难。如果一个人运动后呼吸不畅、说不了完整的话、大汗淋漓、心慌，则说明他运动过量了。

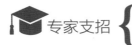专家支招 ｛ 判断运动量是否合适的公式：
心跳次数 =170- 年龄

　　判断运动量是否合适，可以用170减去一个人的年龄，得出来的数大约是这个人运动时最合适的心跳次数（心率）。例如，一个70岁的人在剧烈运动时心率每分钟100次，就不会觉得不舒服；如果他的心率每分钟只有60次，则说明运动量不够；如果心率每分钟130次，则是运动量过大。

冠心病患者千万不可运动过量，否则会增加心脏的负担而引起心肌梗死。除了注意运动量外，人们还应该注意调整运动时间。从季节角度上看，许多练功的人讲究"冬练三九，夏练三伏"，然而冠心病患者一定要在三九天和三伏天降低运动量，因为冠心病患者最容易在严寒和酷暑时节发病。从一天的时间来看，许多人特别是老年人起得早，喜欢去晨练，然而医学上将早上9点之前的时间称作"魔鬼时段"，因为这个时间段人体的血液最黏稠，而且很多人起床后没有喝水就去晨练，所以这时最容易造成心脏和大脑缺血而引发心脏病。心血管病患者一天中最佳的运动时间应是上午9点以后和下午3点以后。

每个人的生活都离不开衣食住行，要想全面呵护自己的心脏，除了运动以外，人们还需要留心生活中的诸多细节。

第一，在穿衣服上，老年人应该保持年轻的心态，多穿一些色彩明快的服装来调节自己的心情，这也就是所谓的"衣疗"。

第二，在住房上，应该买采光好、通风好的房子居住。

第三，在出行上，冠心病患者出门应该选择舒适的交通工具，以免造成身体不适。健康是需要投资的，人们还应该多看一些健康相关的书籍，多听一些健康讲座，这比生病后花钱治病要好得多。

**5** ## 哪种心痛最危险

生活中，有这样一个奇怪的现象：一些得病时间长的冠心病患者平时总是药不离身，身体也出不了大问题，而那些平时没有什么不舒服感觉的中青年人，一旦心脏病发作，抢救都来不及，这是为什么呢？

许多老患者虽然患冠心病十几年，他的冠状动脉也逐渐狭窄堵塞了70%~80%，病情也反复发作，这却能使狭窄的血管之间构成侧支循环，即使狭窄的血管堵塞了，还有别的血管来供血，所以不容易出现大面积心梗；而那些年轻人的血管血流通畅，也没有什么症状，由于血管内脂质沉积成的斑块会使血管形成20%~30%的堵塞，一旦这个斑块破裂，就会形成血栓，堵塞血管，从而引起远端的心肌坏死，所以抢救也就来不及了。

俗话说："病来如山倒，病去如抽丝。"许多身强力壮的年轻人会因冠心病而突然倒下。不过，冠心病发作并不是毫无征兆的，因为冠心病会导致心肌缺血、缺氧，因此人们就会感觉到心绞痛，这种冠心病也是最常见的心绞痛型冠心病。心绞痛与身体其他部位的疼痛不同，它发生在胸骨体后，有手掌大小的范围，一般发作时间为3~5分钟，不超过10分钟，痛感为闷痛、有窒息感。心绞痛还有一个特点，就是它的发作往往是有诱因的。

| 心绞痛发作的诱因 ||
|---|---|
| 突然受凉 | 如冬天出门被寒风吹后会诱发心绞痛 |
| 情绪激动 | 如大喜、大悲、大怒 |
| 饮食过饱 | 这时人体血液会集中在肠胃，从而引起心脏缺血，所以会引发心绞痛 |
| 超负荷用力 | 如提重物、爬山等 |

　　遇到身边有人心绞痛发作时，应该先保持镇静，如果身边有硝酸甘油，一定要让病人舌下含服。要是在家里有氧气的话，必要时一定得让病人吸氧，患有严重冠心病的人家里最好备有供氧设备。如果病人吃了药，也吸了氧，但过了20分钟病情还没有缓解，这时就一定要及时将他送到医院进行诊治。

　　硝酸甘油是冠心病患者的急救必备药，为避免意外发生，冠心病患者应该随身携带它。冠心病患者服用和携带硝酸甘油还需要注意以下三点：一是要避光保存，如果经常被光照，药物会很快失效；二是要密封，因为这种药物的有效成分具有挥发性，每次用完后都应该拧紧盖子，这样它就不会挥发失效；三是要注意出厂日期和有效期，过期失效的药物应该及时更换。要想判断硝酸甘油有没有失效，可以将药片放在舌尖上舔一下，如果有麻的感觉，则说明还有效；如果舔完后什么感觉都没有，则说明它已经失效了。

　　冠心病患者服药一定要找医生来开出适合自己的药物治疗处方，不能听别人说吃什么药自己也去吃，否则，吃错了药不仅治不了病，问题还将更严重。服药遵医嘱，停药也需要和医生进行商量，因为自作主张停药可能引起停药反应，包括心绞痛发作、急性心肌梗死、恶性心律失常、血压增高等，严重者还会导致猝死，所以停药一定得慎重。

　　此外，冠心病发作时，病人需及时服用硝酸甘油，没有犯病时，也不能过于大意，而应该注意保养心脏。第一，应该节制饮食；第二，要戒烟限酒；第三，需劳逸结合；第四，多学习保健心脏的相关知识。

　　心脏功能降低的人应该及时去医院进行诊断，如果确诊为冠心病就需要用药治疗。

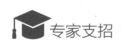

专家支招

"6分钟步行法"判断心脏功能状况：

① 6分钟走500米以上，感觉毫无症状，说明心脏功能良好。

② 如果6分钟只走了不到100米就觉得胸闷、胸痛、憋气，说明心脏功能很差。

**速效救心宝典**

> 心脏病患者急性发病时，应该分秒必争地进行救治，哪怕拖延 10 秒钟，都有可能导致心跳停止，然而有些人却被拖延了一两个小时，即使送到了医院，医生也会束手无策。

对于上了年纪的人，特别是有冠心病的人，当出现恶心呕吐、上腹疼痛、冷汗频出、呼吸困难等症状时，则是严重的冠心病发作了，这时必须及时将他送到医院进行治疗。有些老人怕给子女添麻烦，夜里犯病时，总觉得不厉害，就想着拖到天亮再说，这种做法是非常危险的。患有冠心病的老年人病情严重发作时，应该及时就诊，以免耽误病情。

当身边有人心脏病发作时，人们首先应该拨打120电话。有的人说打电话谁不会，然而通话质量的高低关系到病人的生死。

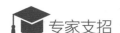 拨打急救电话应注意：

① 说清病人的情况，包括年龄、如何犯病，这样急救中心便会根据病人的病情来安排出诊医生和决定带哪些急救设施。

② 说清楚地址，最好要说清楚附近有什么明显标志，这样就能节省许多时间，利于病人抢救。

③ 派专人等候救护车，这样便能争分夺秒地挽救病人生命。

抢救心脏病患者，并不是打完急救电话就可以了，在等待救护车的这一段时间内同样生死攸关。一般情况下，最近的救护车要十几分钟才能抵达，所以人们应该掌握一些心脏急救方法，便能增加病人生存的概率。心脏病患者一般会随身携带硝酸甘油，这时应该给他含一片硝酸甘油。要是有氧气，则要让患者吸氧。如果病人情绪惊恐，家人则要进行安慰。如果病人出现呕吐，则要将他的头部侧放，以免呕吐物堵住气管，引起窒息。同时，还应该和病人的主治医生进行沟通，这样有利于争分夺秒地挽救病人生命。

急性心肌梗死一般有3~6小时的抢救时间，只要病人能及时被送到医院，基本上都可以获救。然而，在冠心病里有一种最严重的类型叫原发性心脏骤停，也就是百姓常说的猝死，一旦发作没有得到及时救助，人在几分钟内就会死亡了。遇到身边有人因冠心病发作突然心跳停止时，人们不能只打120而不管病人，而是应该采取"赤手空拳救命法"来对他进行救助。"赤手空拳救命法"主要包括三步：

（1）要判断病人有没有心跳。摸患者喉结下2厘米处的大动脉，如果此处有动脉搏动，则说明心脏没有停止跳动。如果病人心跳停止了，则应进行人工呼吸和胸外心脏按压。

（2）人工呼吸。做人工呼吸时，应该先使患者的气道开放，吹气时要注意缓缓吹气，不可吹气过猛，每次吹气持续1秒以上，成人吹气频率为10~20次/分。

（3）胸外心脏按压。胸外心脏按压需每分钟按100次，每次按压的幅度约4~5厘米即可。人工呼吸和胸外心脏按压应该是配合操作的，可以两人进行合作，即一人按压，一人吹气，每按压30次，连吹两口气。在医生来之前，持续采取以上急救措施，则可极大地提高病人的生存概率。

万家灯火 健康提示

心脏病发作无法准确预报，但人们可以积极进行预防，平时既要注意保养心脏，还应该学会基本的抢救方法，这样便能有效减少危险的发生。同时，冠心病患者还应该保持良好的心态，既不能整天恐惧死亡的到来，徒增心理负担，也不能过于消极应对。热爱生活，科学饮食，适当运动，诸事讲究平衡，人就能活得开心、健康。

# 第二讲　保卫心脑血管

主讲人：贾海忠，北京中日友好医院心血管中心主任医师。

目前，对于我国中老年人来说，死亡率最高的疾病除了肿瘤之外，就是心脑血管疾病。在日常生活中，心脑血管疾病来时总是悄无声息，但发作时却如同洪水猛兽。不仅中老年人，现在越来越多的年轻人的生命也受到了心脑血管疾病的威胁。那么，心脑血管疾病究竟是怎么样的一种疾病？我们又该如何预防呢？

## 1　让动脉不硬化

　　大多数人的观念都是得病了才去找大夫，然而这种做法是比较消极的。为了身体健康，人们应该在平时做好疾病预防的工作。对待动脉硬化就需要人们早预防，做到未雨绸缪。

　　心脑血管疾病实际上是心血管疾病和脑血管疾病的统称，常见的心血管疾病有心肌梗死、冠心病等，脑血管疾病有脑动脉硬化、脑梗死、脑出血等。虽然以上列举的是不同的疾病，但它们却有着相同的病理——动脉硬化。这是指动脉的一种非炎症性病变，是动脉管壁增厚、变硬，失去弹性和管腔狭小的退行性和增生性病变的总称。正常情况下，体内的动脉血管内壁是很光滑的，因此，血流会很通畅。然而，由于血液中沉积物在动脉血管壁上不断堆积，导致动脉血管内壁形成堵塞，而且血管也会越来越脆弱，以致出现破裂引起出血。

　　体内的动脉有大动脉、中动脉、小动脉、微动脉。人们都知道大动脉出血是非常严重的事情，所以很多人认为大动脉硬化会比中动脉硬化更严重。大多数情况下，人体内往往是大动脉先出现硬化，但这并不一定会导致严重的后果，反而是中小动脉硬化更容易出现严重情况。因为大动脉硬化一般会使管腔部分狭窄，血液照样可以流通，而中小动脉硬化则很容易被完全堵塞，这时问题就会比较严重了。另外，人体上的小动脉都是脏器血流灌注的直接通道，如果它们出现硬化的话，会对脏器和人体产生非常严重的后果。

动脉粥样硬化是人们经常听到的一个词，它在生活中出现的频率较高，那么它是怎样形成的呢？人的血管内壁有一层非常薄的血管内膜，当它被损坏后，血管内的沉积物就会在此处不断聚积，然而人的血管自身有很强的修复能力，损坏处会重新长出一层内膜，将沉积物覆盖上，但是这个内膜还是会有破损的，这时血管内的沉积物又会越积越多，这样就形成了动脉粥样硬化。

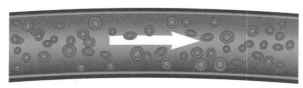

正常血管

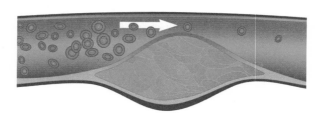

动脉粥样硬化的血管发生狭窄

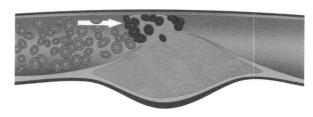

粥样斑块破裂可导致血栓形成

　　人体有几个部位的血管容易发生动脉硬化，从而导致一些常见的疾病：冠状动脉粥样硬化会导致冠心病，冠心病早期的发病信号就是心绞痛，每次绞痛时间为3~5分钟；脑部动脉硬化会引起脑梗死，脑梗最早期的"蛛丝马迹"是出现头晕、说话不利索、四肢间歇性麻木、突发性肢体活动受限；脑部动脉硬化引起的血管破裂则会导致可怕的脑出血，它的早期发病信号是头痛和血压升高；下肢动脉硬化会导致下肢缺血性行动障碍，凡是下肢乏力，走一会儿就累，短暂休息后好转，但走一会又累的老年人，都要小心是否患有这一疾病；胃肠和肾的动脉也会硬化，它会导致该器官的缺血，吃饭时、吃饭后胃疼和血压的突然升高，分别是它们的发病征兆。中老年人要密切留意身体上的异常变化，可提早发现动脉硬化的发生。

　　同时，有心脑血管疾病家族史的人很容易出现动脉硬化，而且患病后病情还会发展得很快，因此他们更需要提早预防。人到中年以后，身体感觉会变得不太灵敏，特别是老年人更是如此，为了及时发现疾病，人们可以在体检时增加一些相关检查。人们一旦发现自己有动脉硬化，就应尽早地治疗，治疗得越早，逆转的可能就越大。

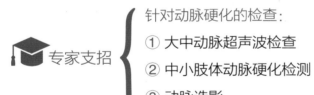

专家支招

针对动脉硬化的检查：
① 大中动脉超声波检查
② 中小肢体动脉硬化检测
③ 动脉造影

**动脉硬化的"祸首"**

　　动脉硬化是心脑血管疾病的一个"罪魁祸首"，我们知道动脉硬化是由于血管内的沉积物积聚造成的，这个沉积物主要的构成部分之一就是胆固醇，也就是说血液中的胆固醇升高是造成动脉硬化的"罪魁祸首"。

　　人体内的胆固醇有两大来源：一是来自人们吃进体内的食物，二是人体肝脏自身的合成。现在，很多人将胆固醇视作仇敌，这种观点是不对的，因为胆固醇对人体有许多好处。

| 胆固醇对人体的作用 | |
|---|---|
| 1 | 胆固醇参与形成细胞膜，使细胞保持稳定 |
| 2 | 胆固醇可以合成胆汁酸，消化人体摄入的油脂类食物 |
| 3 | 胆固醇还可以合成糖皮质激素和盐皮质激素，若是缺乏这两种激素，人体会产生严重的病变 |
| 4 | 胆固醇还是雄激素和雌激素的主要原料 |
| 5 | 胆固醇还可以合成维生素D，帮助钙的吸收 |

　　胆固醇是维持人们身体健康的必要成分。但是当胆固醇过高时，且有血管内膜破坏，胆固醇就会沉积在血管内壁上，逐渐形成动脉硬化，所以，人们要把自身的胆固醇维持在一个正常的范围之内。

　　要想知道体内胆固醇含量是否正常，人们可以通过验血的方法来判断。平常人们去医院验血时，化验单上会有总胆固醇、低密度脂蛋白和高密度脂蛋白、载脂蛋白A$_1$和载脂蛋白B，这几个指标都与人体的胆固醇含量密切相关。

总胆固醇是指血液中所有脂蛋白所含胆固醇的总和。一般来讲，一个人的总胆固醇指标越高，则动脉硬化的风险越大。但若是血管内壁没有破坏，那么就不会造成胆固醇在血管壁的沉积，此时，总胆固醇含量高也不一定会动脉硬化。因此，总胆固醇高的人不一定会有动脉硬化，这个指标只能体现一个人患动脉硬化风险的高低。

人体内的低密度脂蛋白可把胆固醇从肝脏运送到全身组织，高密度脂蛋白则将各组织的胆固醇送回肝脏代谢。高密度脂蛋白可以防止游离胆固醇在肝外组织细胞上的沉积，因此被称为"好的胆固醇"。当低密度脂蛋白过量时，它携带的胆固醇便积存在动脉壁上，容易引起动脉硬化，因此低密度脂蛋白被称为"坏的胆固醇"。所以一般来说，高密度脂蛋白含量增高，低密度脂蛋白含量降低有利于避免动脉硬化。

载脂蛋白$A_1$和载脂蛋白B就是载脂蛋白的一个分类类型。载脂蛋白$A_1$和载脂蛋白B的作用主要有运载脂类物质以及稳定脂蛋白结构，高密度脂蛋白高，则载脂蛋白$A_1$就高，低密度脂蛋白高，则载脂蛋白B就高，所以，载脂蛋白$A_1$升高有利于健康，而载脂蛋白B则是降低有利于健康。

胆固醇的正常范围是因人而异的，若是一个健康的人，胆固醇稍微高一点也没有关系，而若是糖尿病患者、吸烟者或者是肥胖者，则要需把胆固醇严格地控制在正常的范围内。

人体内胆固醇的总量通过食物摄取的占20%~30%，而通过人体自身合成的则占70%~80%。身体每天需要的胆固醇量大约是一个蛋黄所含的胆固醇的量。

**万家灯火 健康提示**

日常饮食中有许多高胆固醇的食物，如蛋黄、动物内脏、鱿鱼、贝类等，这些食物应该避免过多食用。另外，荤油会促进肝脏合成更多的胆固醇，所以也要严格控制其摄入量。胆固醇过高或过低都会影响身体的健康，要使其保持在正常的范围内。

**动脉硬化的"帮凶"**

> 人体血液中胆固醇升高是动脉硬化的罪魁祸首，但它并不是导致动脉硬化的唯一"元凶"。在血液中，有一种叫作甘油三酯的物质，它就是造成动脉硬化的一大"帮凶"。

当人体血液中的甘油三酯含量升高后，会降低血液中的有效成分，如红细胞会减少，这样就会造成血液的携氧能力下降，导致体内供氧不足，使人精神萎靡，所以很多人都觉得甘油三酯是疾病的代名词。

事实上，适量的甘油三酯对人体是有好处的。适量的甘油三酯不仅可以提供人体所需的能量，还能起到美容的功效。如果您一不小心跌倒或受到外力的撞击，甘油三酯所形成的脂肪还能对您的骨头和内脏起到缓冲的保护作用。但这也并不意味着，甘油三酯越多越好。过多的甘油三酯会使胸腔壁上脂肪增多，肺部活动空间变小，导致呼吸不畅。甘油三酯过多会减慢血液流动的速度，加剧胆固醇在血管内沉积，促进动脉硬化，导致冠心病。此外，甘油三酯过多还会导致脂肪肝、急性胰腺炎、脂肪瘤和视网膜脂血症等。

人体血液中的甘油三酯既不可多，又不能少，其正常指标是成人＜1.7毫摩尔/升，儿童＜1.1毫摩尔/升。导致甘油三酯升高的因素有很多：

第一个因素是高脂饮食，现在人们的生活水平极大地提高，饮食中油脂的含量也越来越高，这就造成人体会摄入过多的油脂，导致甘油三酯升高。

第二个因素是肥胖，许多肥胖患者由于缺乏运动，会使摄入体内的甘油三酯无法消耗，而导致血液中的甘油三酯含量过高。

第三个因素是遗传，有些人身材很苗条，而且也很讲究饮食健康，但是体检后发现自己竟然患有脂肪肝，这很可能与遗传有关，这些人对甘油三酯的消耗能力相对较差，所以他们很容易出现因甘油三酯升高引起的疾病。

第四个因素是甲状腺功能低下，甲状腺激素可将甘油三酯转化成人体所需的能量，如果甲状腺机能减退，则会降低对甘油三酯的消耗，所以甘油三酯就会表现出升高的状况。

第五个因素是肝肾疾病，肝肾的健康状况是与人体血液中甘油三酯的含量密切相关的，一般肝肾有了疾病，血液中的甘油三酯则会随之升高。另外，一些药物的副作用也会导致甘油三酯的升高。高甘油三酯患者在治疗时一定要找准病因，然后对症下药。

此外，许多人的甘油三酯升高是"吃"出来的，然而学会科学饮食，过高的甘油三酯也能降低。

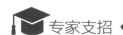专家支招

如何控制血液中的甘油三酯含量？

① 调整饮食结构，减少油脂的摄入。

② 加强身体锻炼，促进体内甘油三酯的消耗。

③ 注意预防甲状腺功能减退和肝肾疾病。

# ❹ 动脉硬化的"潜在助手"

为了保护心脑血管健康，人们还要注意以下这四种危险因素，不要让它们成为加速动脉硬化的"潜在助手"。

胆固醇和甘油三酯过高是造成人体动脉硬化的"元凶"和"帮凶"，但是除了它们以外，还有四个重要的"潜在助手"加速了动脉硬化的形成。

其一是血糖升高。血糖升高是引发动脉硬化的"内贼"，它会损害血管内膜，使胆固醇更容易沉积在血管内膜上，形成动脉硬化，所以糖尿病人患冠心病的概率比常人高3~4倍，糖尿病患者的冠心病死亡率比没有糖尿病的冠心病患者要高2~4倍，所以控制好血糖对预防动脉硬化相当重要。

其二是吸烟。吸烟有害健康。烟是血管的"瘟神"，也是加速人体动脉硬化的潜在助手之一。烟里的有害成分先经过肺，后经过血管，到达心脏，会破坏血管，造成胆固醇在血管内膜上沉积，增加血液黏稠度，加速动脉硬化。同时，吸烟也会加快心率，导致心脏的磨损增大，使寿命减短，所以不管是目前健康的人群，还是已经查出有心脑血管病的人群，戒烟越早越好。戒烟对血管的好处可立竿见影：戒烟8小时后，人体血液的一氧化碳含量会降到正常，血氧含量恢复正常；戒烟1年后，人患冠心病的风险将减半；戒烟2年后，发生中风的风险将在很大程度上降低；戒烟5年后，发生中风的风险就降到跟无吸烟史的人一样了。因此，为了保护心血管，人们应该尽早戒烟。

其三是食盐量超标。每家每户的厨房里都能看到食盐的身影，它不仅是人们日常饮食必备的调味品，其中含有的钠也是人体进行正常生命活动所必需的重要元素。对于血管健康来说，食盐是血管硬度的一个"调控阀"，也是加速动脉硬化的一个潜在的助手。据大量的流行病学调查显示，吃盐越多的人动脉硬化的发生率越高。我国居民动脉硬化发生率有明显的地域差异，就南北方而言，南方人吃盐少，他们的动脉硬化发生率较低；北方人吃盐多，他们的动脉硬化发生率则较高。究竟食盐与动脉硬化之间有怎样的联系呢？原来，人体摄入过多的盐分后，就会感到口渴，这时人就会饮大量的水，这些水进入人体后会进入血液循环，但同时也会对血管造成很大的压力，血管就会扩张，然而血管为了不扩张得过于厉害则会出现反射性地增厚，长此以往，人体就会出现动脉硬化。然而，也有研究证明，人体血钠的含量并不是越低越好，血钠过低同样也会引起动脉硬化。人体每天摄入食盐不要超过6克，人们应该将食盐的摄入量控制在这个范围内。

其四是钾离子过低。钾离子是人体所需的重要金属离子，它与食盐中的钠离子是人体中两种相辅相成的重要元素，都是维持人体生命活动不可或缺的。一般来说，血钠升高不利于健康，而血钾则是过低不利于健康。如果体内钾离子含量过低，则会表现出许多症状，如四肢无力、精神萎靡、腹胀等，甚至还会导致动脉硬化，也就是说，低钾也是加速动脉硬化的一个潜在助手。升高人体血钾含量可以对抗高钠的不良反应，保护血管。人体内的钾都是从食物中摄取的，因此要保护血管人们应该多吃一些含钾的食物，如海带、瘦肉、菌菇类等。

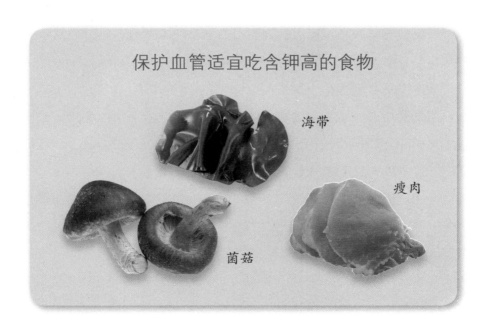

保护血管适宜吃含钾高的食物

海带

瘦肉

菌菇

**动脉硬化的"隐形推手"**

随着人们对动脉硬化认识的加深，越来越多的人开始注意调整饮食结构和改变生活习惯，尽可能地让自己活得更健康，然而有些人的日常生活已经很健康了，体检时还会被诊断出动脉硬化，这究竟是为什么呢？

我们知道动脉硬化的病因有"元凶""帮凶"和"潜在助手"，但除此之外还有一些"隐形推手"非常容易被人们忽视。这些"隐形推手"包括脂蛋白(a)[LP(a)]、同型半胱氨酸（HCY）和超敏C反应蛋白。

很多人都知道心脑血管疾病有一定的遗传性，有心脑血管疾病家族史的人往往动脉硬化的发病率会比普通人高。那么人们该如何看出自己是否有动脉硬化的遗传基因呢？其实，人们可以参考血液化验单上的一个数值，就是LP(a)。有家族性心脑血管疾病的人的LP(a)指标就会比较高。一般来说，如果一个人的LP(a)数值偏高，则说明他动脉硬化的遗传因素大，动脉硬化相关疾病的发病率也会比较高。然而，现在没有药物能够明确有效降低LP(a)的数值，但是多补充维生素C、维生素E、胡萝卜素等可以抑制LP(a)对血管造成的不良影响，对防控动脉硬化、心脑血管疾病有一定的作用。

咖啡可消除疲劳，让人精力充沛，是许多年轻人所钟爱的饮品。咖啡虽好，但是喝多了也会引起动脉硬化，同时爱喝酒、喜欢吸烟的人也很容易出现动脉硬化，这是因为常喝咖啡、喝酒、吸烟会使HCY指标升高，导致动脉硬化的风险大增。HCY指标的升高，往往是因为人体内缺乏维生素$B_6$、维生素$B_{12}$、叶酸。要有效控制HCY，就要补充维生素$B_6$、维生素$B_{12}$、叶酸，多吃粗粮、海产品、绿叶蔬菜，适量吃肉类，少吃乳制品。另外，胃肠道不好的人其小肠合成维生素$B_{12}$的能力会下降，因此人们在补充营养的同时还需要吃些调理消化功能的药，让自己的胃肠道功能恢复正常。HCY指标高的人也可以服用维生素补充剂，但需在医生指导下使用。

当人体感染细菌、病毒发烧后，去医院验血，化验单上会有超敏C反应蛋白指标，它是反映炎症的一个指标，如果数值很高，说明身体经常感染炎症。很多人都不知道感冒、发烧、腹泻等疾病引起的炎症会与动脉硬化有关。当人体出现炎症后，体内的抗原和抗体混合物会与超敏C反应蛋白结合并沉积在血管壁上，这就会损伤血管壁，引起出血。血管壁被破坏后，就给血液中的胆固醇沉积提供了机会，这样就容易引起比较广泛的动脉硬化。因此，炎症对心血管的影响也很大，使人患心血管疾病的概率增加。要保护心脑血管健康，人们就应该尽量避免感染炎症，在生活中既要做到注意防寒保暖，又应该适量运动，还要合理膳食，增强身体素质。

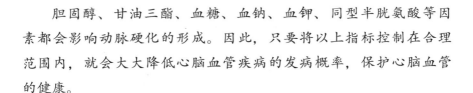

万家灯火 健康提示

　　胆固醇、甘油三酯、血糖、血钠、血钾、同型半胱氨酸等因素都会影响动脉硬化的形成。因此，只要将以上指标控制在合理范围内，就会大大降低心脑血管疾病的发病概率，保护心脑血管的健康。

# 第三讲　控制血压，乐享人生

主讲人：郭冀珍，上海市高血压研究所主任医师。

## 本讲看点

扫描二维码
看本讲视频

有这样一组数据，20世纪50年代我国的高血压患病率为5.11%，到了70年代为7.73%，90年代时为11.88%，2004年的统计数字为18.8%，由此可见，高血压患病率在我国呈直线上升的趋势。如今，我国高血压患者人数已高达两亿人，因其并发症死亡人数远超癌症，被人们称为"无声的杀手"。

## ① 高血压是"无声的杀手"

长期高血压会对人们的心、脑、肾、血管造成破坏，最后出现中风、心肌梗死、心力衰竭、肾衰竭等并发症而夺去人的生命。

为什么说高血压是"无声的杀手"呢？因为高血压早期并没有明显的症状，即使有的人有一点头痛、头晕，他也不会往高血压方面想，后来时间长了，人体对高血压便会慢慢适应了，所以也很难引起人们的重视，所以高血压是一个"无声的杀手"。

高血压患者是需要服用降压药的，很多人觉得吃药后血压降下去了，病就治好了，就可以停药了，这种想法和做法是非常危险的。得了高血压的人必须终生服药，因为他们的血压与正常人不同，高血压患者的血压往往是忽高忽低的，有时收缩压会突然升高到200毫米汞柱，有时又会降到120毫米汞柱，这种现象在老年患者身上表现得更明显，如果在服用降压药的过程中总是吃吃停停，就无法很好地保持血压稳定，一旦发生血压突增，后果将是很严重的。

生活中，有的高血压患者会出现四肢麻木、说话不清楚、运动障碍等症状，这很可能是由腔隙性脑梗死引起的。中风是人们比较熟悉的一种高血压并发症，它主要包括缺血性中风和出血性中风两大类型。腔隙性脑梗死就属于缺血性中风的一种，它是因脑部小血管病变引起的，主要是由于人体血压忽高忽低，把大脑中的小动脉冲破了，血液便在大脑里形成凝块，堵住脑组织形成了一个小的腔隙性的病灶，这种疾病一般是多发的，而且病灶也很小，大都小于1厘米。如果这些腔隙性的病灶出现在主管四肢功能的大脑部位，人就会出现四肢麻木或运动障碍；如果出现在语言区，人就会出现语言障碍。

腔隙性脑梗死往往是由于血压不稳定，且患者自己也不坚持吃药，从来不关注自己血压变化导致的。

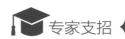专家支招 ｛ 高血压患者要想避免腔隙性脑梗死：
① 需要坚持吃药，将血压控制好。
② 应该学会自己量血压，随时掌握自己的血压变化。

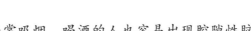万家灯火 健康提示

　　糖尿病患者和经常吸烟、喝酒的人也容易出现腔隙性脑梗死，这是由于血糖代谢紊乱和烟酒中的有害物质都会损害小血管健康。高血压患者要想避免腔隙性脑梗死的发生，应该随时关注自己的健康状况，发现问题应及时治疗，并改掉不健康的生活方式，将损害脑血管的危险因素降到最低。

## ② 怎样吃盐才健康

　　炒菜不放盐，菜就没法吃。但您是否知道，一道口感咸香的菜肴背后，可能正暗藏"杀机"。品尝美味菜肴的同时，高血压的阴影已悄悄降临。

　　生活中，许多人糊里糊涂地患上了高血压，甚至有人因此丢了性命。其实，高血压并不是平白无故产生的，而是与人们不健康的生活方式密切相关。总的来说，如果人们在高血压早期注意改善自己的生活方式，那么就可以降低高血压对自己生命的危害。

　　有许多不健康的生活方式可让人患上高血压，其中就包括高盐饮食。在英国，曾有这样一个实验，将三千多名高血压前期患者进行分组观察，一组限盐，平均每人每天摄入5.8克，另一组不限盐，平均每人每天摄入8.5克。经过10~15年的观察发现，不限盐比限盐组的心脑血管疾病的发生率高20%以上。早在二三十年以前，国际上已经公认了盐是人们健康的一个秘密杀手，而且在欧洲已经统计出被盐"送进"坟墓的人比被化学有害物质毒害的人要多得多。

　　我国居民的饮食普遍偏咸，根据国家统计数据显示，我国居民平均每人每天摄入12克盐。我国北方居民盐的摄入量和高血压的患病率都比南方高，其中，东北地区居民每人每天盐的摄入量接近20克，要比上海地区高1倍左右。健康专家告诉我们，长期吃盐过量不仅会引发高血压，还将直接导致心肌梗死、肾衰竭等可怕疾病。

　　然而，有些人日常饮食中摄入的盐分比较高，但是他们并没有患上高血压。这一类人千万不要因自己没有患高血压而存在侥幸心理。人体摄入过多的盐分后，即使血压没有升高，发生脑梗死的概率却增高了，所以人们在饮食上必须限盐。

　　现在，许多人的高血压及其相关疾病都与吃盐过量有关，因此要想稳住血压，人们应当限盐。到底每人每天该摄入多少克盐呢？中国营养学会推荐每人每天摄盐量为不超过6克。然而，有些人的口味并不是很重，做菜时放的盐也不多，为什么体检时还会查出高血压呢？这是因为人们会摄入许多隐形的盐，如酱油和味精等调味品，甚至面包、饼干等食物都是含盐的。假如一家四口吃饭，每顿饭的菜里放4克盐，一天下来每人3克，但菜里还放了酱油和味精，10毫升的酱油中含1.5克盐，1克味精含0.5克盐，再吃点面包、花卷，不到饭点时再吃点饼干等零食，这么加起来，人们一天中的盐分摄入量就会超标了。

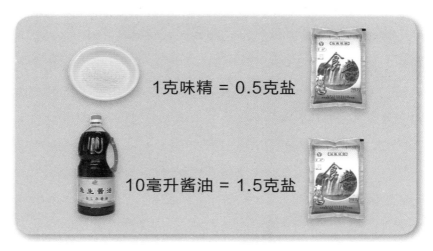

生活中，有太多看似普通的食物却含盐量相当高，稍不留神，人们就会吃盐超标。有人说吃盐应该少点，若为一时口腹之欲而损伤身体，实在不划算；也有人认为饭菜味道淡，吃着也不香，这会使生活质量下降。有什么吃盐诀窍可以让人们既能享用美食又可拥有健康呢？其实人们吃盐的多少是一个口味习惯的过程，如果长期口味淡，那么就会越吃越淡，所以人们可以每天少吃一点盐，逐渐适应低盐饮食。菌菇类、新鲜蔬菜和奶酪等食物中含有比较丰富的锌，它可提高人们味觉的灵敏性，减少人对盐的依赖。做菜时，将盐洒在菜的表面可有效减少盐分的摄入。另外，人们还应该少用一些含钠多的调味品。

中国人的饮食结构是高钠低钾的，然而在国际标准的饮食结构中钠与钾的比例应是1∶1，高钠饮食会破坏心脑血管，高钾饮食则会保护心脑血管，所以，要保护心脑血管健康就应该改变高钠低钾的饮食结构，减少钠的摄入（限盐），增加钾的摄入就应该多吃水果和新鲜蔬菜等含钾丰富的食物。

## ③ 要降血压先瘦身

> 如今，肥胖的人越来越多，而且据调查显示，肥胖人群中患有高血压的比例已经超过了50%。因此肥胖不仅仅会使人的外形不好看，还会影响人们的健康。

如今，肥胖的人越来越多，而且据调查显示，肥胖人群中患有高血压的比例已经超过了50%。因此肥胖不仅仅会使人的外形不佳，还会影响人们的健康。肥胖人群一般分成两种类型：一种是四肢都比较细，肚子比较大，形状有点像苹果，称作苹果型；另一种是臀部比较大，腿也比较粗，腰相对较细，看起来像一个梨子的形状，称作梨型。由于苹果型肥胖者的肚子比较大，他们患高血压的风险则更大，梨型肥胖者的腰围会小一些，因此他们患高血压的风险则会降低。一般来说，中国人中苹果型肥胖者相对多一点，所以中国人患高血压的比例也较高。

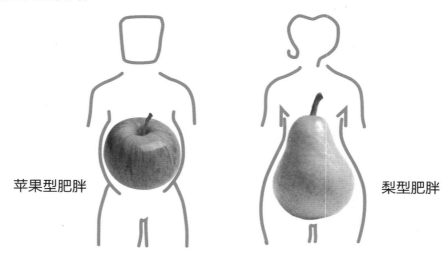

苹果型肥胖　　　　　　　　　　　　　　　　梨型肥胖

要想知道自己的体重是否超标，人们可以通过三种方法进行判断：

第一种方法是计算自己的体重指数（BMI），即用体重（千克）除以身高（米）的平方，得出来的数值就是体重指数，BMI在18.5~23.9之间属正常范围，大于24则属超重，大于28则属肥胖。

第二种方法是用身高（厘米）减去105得出来的数值大致就是一个人的正常体重（千克），譬如一个人高165厘米，将165-105=60，那么这个人的正常体重应为60千克，超过60千克则偏胖。

第三种方法是测腰围，男性的正常腰围约90厘米，女性的正常腰围约80厘米，如果超过这个正常腰围，人就偏胖了，应该注意减肥。

肥胖不仅会增加人们患高血压的风险，它还会引起全身的代谢紊乱，造成高血脂、糖尿病、脂肪肝、痛风等一系列的疾病。人们之所以会肥胖、血压高是由多方面的原因造成的：

第一，长期摄入过多热量。现在人们的物质生活水平已经有了很大的提高，所以总是吃得太多，于是身体便渐渐胖起来。

第二，生活不规律。如晚上加班熬夜，睡眠时间少，加上吃夜宵，也会使人变胖。

第三，活动少。现在，许多人家里都买了汽车，进进出出都坐车，并且小区和办公楼等地方都有电梯，导致人们的活动越来越少，于是人就越来越胖。

第四，油脂摄入过多。有些人喜欢吃花生，特别是喝酒的时候，炒一盘花生下酒，这会让人在不知不觉中摄入过多的油脂，人就会发胖。

第五，不吃早饭或吃得太少。早饭是一天中最不容易让人发胖的一顿饭，如果一个人为了减肥或上班赶时间没空吃早饭，到了中午饭点时会非常饿，然后就会吃得很多，多余的热量容易变成脂肪，长此以往，人就会慢慢变胖。

第六，不吃主食。不吃主食容易摄入太多的高蛋白、高脂肪食物，人也非常容易长胖。

**万家灯火 健康提示**

生活中，许多人的肥胖体型和高血压都是吃出来的，因此控制饮食是减肥和稳定血压的基础。不健康不合理的饮食习惯和结构也会导致肥胖，因此人们应该养成良好的饮食习惯，一日三餐按时吃，每餐都应该合理膳食。

# 减压限酒保健康

　　现代社会竞争激烈，人们工作生活压力大，因此许多人常常出现脾气暴躁、易激动、失眠等问题，甚至通过喝酒来减压，这些问题往往会让高血压找上门来。

　　生活中，许多人处在相同的工作压力中，有的人血压会升高，有的人则不会，这在一定程度上跟人的性格有关。心理学家把人的性格分成A、B、C、D四种，其中，A型性格的人办事效率高，但脾气暴躁、争强好胜，是最容易得高血压的一种性格。这些人在日常生活中应该注意自我调整，可通过听音乐、跳舞、练瑜伽等途径减压。

　　汶川地震后，有一项对幸存居民的健康调查发现，很多以前没有高血压的人也出现了高血压的典型症状。这些高血压症状的出现是人们对创伤的一种应激反应。美国有一项调查发现，每晚睡眠少于5小时的人血压会升高，而且每多睡1小时，血压就会下降16.5毫米汞柱。不过，这个调查结果只适用于中年人，老年人则表现不明显。然而，这并不意味着老年人可轻视睡眠，入睡困难的老年人高血压、抑郁症和冠心病等发病率更高，因此人们需要重视失眠问题，尽早治疗，保证睡眠质量。

　　经常熬夜的人睡眠时间会比较短，有些人还会吃夜宵，这样不仅会使人体摄入更多的盐分，还会让人吃进多余的能量，于是人就会变得肥胖。同时，熬夜还会使人晨昏颠倒，导致人体内分泌失调、代谢紊乱，更容易引起肥胖。睡眠时间不足、过多的盐分摄入和肥胖会让人渐渐深陷高血压的泥沼里，所以为避免高血压的出现，人们需要按时作息，保证睡眠质量。

　　常言道："一醉解千愁。"有人觉得，既然心理压力大会导致血压上升，那么喝酒解忧，既能帮助减轻心理压力，又能舒筋活血，何乐而不为呢？然而专家指出，有这种想法可就大错特错了。烈性白酒会引起心跳加快、血压上升，久而久之则容易让人患上高血压病，甚至导致严重的脑中风。与危险的白酒相比，大家往往认为，度数较低的红酒、黄酒就没有那么危险了，有人还以红葡萄酒可以抑制心血管病为由，频频举杯。从预防高血压的角度来说，这些做法都是不可取的。高血压忌大量饮酒，经常大量饮酒也容易引发高血压，而且还容易导致中风，所以人们千万不可借酒浇愁。

喝酒会引发心脑血管疾病和各种问题。当前，我国男女饮酒率分别是男性84.1％，女性29.3％，而且每年还有11.4万人死于酒精中毒。当然，酒不像烟对健康有百害而无一利，少量饮酒会扩张血管，是有利于健康的。但如果喝酒过量，越喝越多的话，就会慢慢出现各种健康问题。

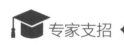 专家支招 {

葡萄酒每天可喝 100~150 毫升

白酒每天可喝 50 毫升

啤酒每天可喝两小听（约 650 毫升）

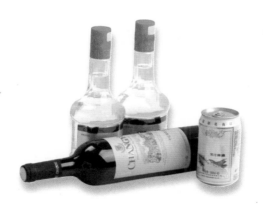

# 5 高血压必知常识

> 高血压是人类健康的无声杀手，有的人得了高血压后就悲观消沉，觉得自己没救了。然而，这种想法大可不必，因为只要高血压患者应对措施得当，他们照样可以健康长寿。

生活中，许多人对基本的高血压医学常识都处于一问三不知的状态，更何况对高血压及其并发症的科学防治。血压正常的人要想预防高血压，高血压患者要想健康长寿，都需要对基本的血压医学常识有一个全面的认识。

正常情况下，人体的正常的血压范围是收缩压<120毫米汞柱，舒张压<80毫米汞柱。对于一般的高血压患者来说，将血压控制这个范围内，就会比较安全，超出了这个范围，就会增加发生心脑血管事件的危险性。老年人并不能因为自己年纪大了就可以放任血压升高，但由于人们上了年纪后动脉弹性变差，他们的血压会稍微偏高，正常血压界限是收缩压<140毫米汞柱，舒张压<90毫米汞柱。老年人预防高血压一定要注意收缩压不能过高。有些得了糖尿病的人，同时还患有高血压，对于这些人来说血压最好应该比常人低一些，如果血压过高，则必须服用降压药，否则的话就会损害人的心、脑、肾等脏器。

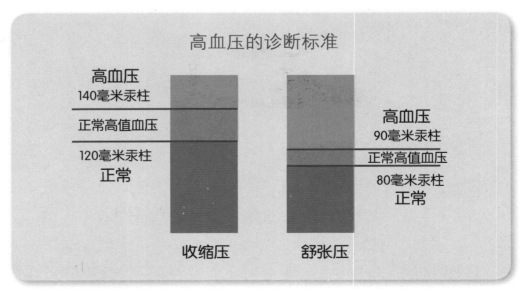

高血压的诊断标准

高血压
140毫米汞柱
正常高值血压
120毫米汞柱
正常

高血压
90毫米汞柱
正常高值血压
80毫米汞柱
正常

收缩压　　　舒张压

有人认为，高血压问题就出在一个"高"字上，那我把血压拼命往下降不就安全了。但专家指出，血压高了固然不好，但血压过低也是会出问题的，尤其是糖尿病等高危病人，血压过低甚至还有中风的危险。那么，血压降低到多少才合适？对于糖尿病等高危病人来说，他们的血压底线应该是收缩压小于120毫米汞柱，舒张压小于70毫米汞柱。如果这些病人的舒张压过低，小于60毫米汞柱，那么他们会比舒张压在70~80毫米汞柱时，发生危险的可能性提高3~4倍，所以血压也不能太低。

体检时，医生会给人们量血压，细心的人会发现每次量血压时都要量右手臂。那么为什么医生不给人们量左手臂呢？从人体的解剖结构来说，右手臂的血压会比左手臂稍高一点，一般差10个毫米汞柱，但也不是每个人都一样。如果右手臂比左手臂血压高20毫米汞柱以上，则说明一侧的血压有问题。自己量血压时也应该坚持量右手臂，不可以一会儿量右手臂，一会儿量左手臂，因为这样量出来的数值是不准确的。

有些中年人收缩压正常，但舒张压会比较高，压差比较小，有这种情况的人往往会感觉到不舒服，如心跳加快等，这是由于交感神经兴奋性高造成的。舒张压高的人在短期内是比较安全的，但这属于早期高血压的症状，应该及时进行降压治疗，如果不好好控制舒张压的话，时间久了，人就可能出现心脏问题。相对于年轻人来说，许多老年人会有全身动脉硬化的问题，收缩压过高最容易引发中风、心脏病和肾病。为避免人到老年时出现因收缩压过高引发的一系列问题，人们一定要提早预防动脉硬化和高血压的发生。

高血压作为最常见的慢性疾病之一，一直以来都是造成心脏病和脑中风的高危因素，专家指出，高血压的发病率，不仅仅与人的年龄、体质有关，气候、时间等外部环境因素的影响同样不可小视。在一天中的特定时刻、一周中的特定一天、一年中的特定季节，人们更容易受到高血压的"青睐"，掌握这些规律，对我们防治高血压大有好处。那么这些高危时间分别是什么？每个人在一天24小时内，血压都是不一样的，清晨是一个人血压最高、最危险的时刻，特别是对于老年人来说，在清晨最容易发生心肌梗死和中风等问题，这就是所谓的"晨峰现象"。在一周之中，上班族周一的高血压发病率较高，需要人们特别注意。从一年来看，冬季时高血压患者的血压会比夏天高，这与气温的变化密切相关。冬季是心肌梗死和中风的高发季节，为避免危险发生，人们需做好防寒保暖措施。

对于大多数高血压患者来说，最关心的莫过于如何控制好血压，防止并发症的发生。但是对于怀孕的准妈妈们，假如得了高血压就有了更多的烦恼，服用降压药，怕影响到肚子里的宝宝，不服药又怕发生危险，导致更可怕的后果。高血压孕妇应该定期测量血压，尽早服用降压药，在饮食上，应少吃盐，适当补充蛋白质，避免损伤肾脏。

另外，有高血压的人一定要坚持服用降压药，还要注意调整生活方式，并进行适当运动，这样便有助于稳定血压。据调查发现，长寿老人中有高血压的比没有高血压的要多，所以患高血压并不等于减损寿命，要调整好心态积极治疗，一样能健康长寿。

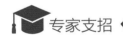专家支招

> 高血压患者如何安全度过一天中的高危时刻？
> ① 清晨醒来后，应立即服用降压药。
> ② 应尽量服用长效降压药。
> ③ 出门晨练前，一定要在服用降压药后再出门。

# 6 会测血压不求人

> 如果人们不知道自己的血压是多少，就不可能发现自己患上高血压，更不可能及时采取措施控制血压。因此，学会自己量血压是非常有必要的。

《孙子·谋攻篇》有言："知己知彼，百战不殆。"在防治高血压方面，学会自己量血压，把握每天的血压状况尤为关键。

要自己量血压首先就需要买血压计，市场上的血压计主要有水银柱血压计和电子血压计两种。水银柱血压计是医院里使用最普遍的血压计，因为它的抗干扰能力比较强。使用水银柱血压计量血压，首先要开启安全阀，然后将袖带绑在肘横纹上一横指的位置，同时被测手臂肘部需与心脏在同一水平线上，量完血压后，等水银全下去后，还需要关闭安全阀。水银柱血压计需与听诊器配合使用，使用起来没有电子血压计方便，因此电子血压计更适合居家使用。电子血压计分全自动和半自动、上臂式和腕式，总体来说，全自动的比半自动的好，上臂式的比腕式的要好。

市面上卖的电子血压计并不是没有测量误差的。因此人们在购买前一定要先去量一下自己的血压，然后在购买时用调好的电子血压计再量一下，对比两次量的结果差别大小，如果两次所量出来的差别不大，那么这个血压计就可以选购。

由于人的血压在一天之中会有变化，所以人们量血压时一定得注意时间点。清晨是高血压患者最危险的时候，这时测量血压是非常重要的，如果发现血压升高，一定得及时服用降压药。另外，下午4点到晚上8点之间也需要量血压，因为每个人的血压状况是不一样的，有的人在下午4点时血压最高，有的人则是下午5点时最高，还有的人会在晚上8点时血压最高，所以在这个时间段内也需要量血压，监测血压的变化。有的人为了随时掌握自己的血压状况，半夜也会每隔一小时量一次，这种做法是没有必要的，因为人清晨醒来时的血压和半夜醒来时是一样的，如果一定要知道自己睡觉时的血压值，也可以做24小时动态血压测定。

除了时间点外，自己量血压时还应注意以下几点：

（1）量血压前半小时以内，不可以喝咖啡、茶，不能吸烟，否则会影响测量的准确程度；

（2）要保持情绪平稳；

（3）要在测量前静坐10分钟；

（4）测量部位最多只可隔着一件衣服，特别是用电子血压计量血压时，因为它抗干扰的能力较低，衣服穿得过多就会影响测量结果。

有些人认为，只要量血压量出的数值高于正常血压范围就算是高血压，这种认识是不全面的，因为还有一种血压高的情况被称作假性高血压，就是人们血压正常，但测量出来的血压却偏高了。日常生活中，假性高血压有老年性假性高血压、白大衣假性高血压和肥胖者假性高血压等情况。

| 假性高血压 | 发生原因 |
| --- | --- |
| 老年性假性高血压 | 由于动脉硬化引起的 |
| 白大衣假性高血压 | 由于人们看到医生造成心理紧张引起的 |
| 肥胖者假性高血压 | 由于人的手臂过粗，血压计绑带无法粘贴而需人辅助绑带粘贴引起的 |

然而，还有一些人在家测量血压时血压会偏高，去了医院后量出的血压却正常，这种情况叫作被掩盖的高血压。有高血压问题的人在去医院前吃了降压药，则就会出现被掩盖的高血压现象，如果人们只相信医院的测量结果而放弃治疗，则会大大增加高血压的危险性。因此，高血压患者应该坚持自己量血压的习惯，并按时吃药。

# 7 多吃药不如巧吃药

血压高了，自然就得吃药，可是到底应该怎么吃降压药，这是一个很重要的问题。现在，市面上的降压药的种类繁多，有便宜的，有贵的，有长效的，有短效的，药理作用也不尽相同，面对这么多的降压药物，高血压患者应该如何取舍？

一般情况下，高血压患者服用降压药时都是一种效果不好再换另一种，有时吃了很多种效果都不理想。其实，吃降压药最好要吃"杂合菜"，可几种降压药组合使用，因为这样便可取长补短，降压效果也就更好。不过，降压药的搭配应该由医生来决定，因为他们可以把许多降压药的不良反应降到最低，如吃心痛定会让人心跳加快、脸红，如果搭配美托洛尔服用，人的心跳就会慢下来。若患者不知道这些常识，胡乱搭配降压药服用则可能会造成不良后果。

降压药的吃法各种各样，有口含的，也有吞服的，有饭前服用的，也有饭后服用的。然而，有些人生活中总是很粗心，吃降压药也是从来不看说明书，吃得很随意，这种做法是非常不利于健康的。服用降压药前一定得认真阅读说明书，根据不同的药选择恰当的服用方法和服用时间。降压药有短效、中效和长效的区别。一般情况下，短效降压药如珍菊降压片，需一天服用三次；中效降压药如美托洛尔、阿罗洛尔、依那普利等，需一天服用两次；长效降压药如氨氯地平等，需一天服用一次。不同降压药的药效是不同的，人们不可随意多吃或少吃。

如今，电视上有关降压药的广告铺天盖地，它们各说各话让高血压患者看得眼花缭乱。有些广告甚至说某某降压药服用三五个疗程就可以根治高血压。根治高血压的说法是违背医学常识的，是不能相信的。

每一个高血压患者都有自己的个体差异性。然而，很多患者总是忽视这个问题，看到别人吃什么药自己就跟着吃。这种做法是非常不利于治疗的，正确的做法是及时找医生诊治，相信医生，并认真按照医生制订的方案调整到最适合自己的降压药物组合。

很多高血压病人对阿司匹林都不会陌生，这种药物在高血压治疗中的使用相当广泛。高血压合并糖尿病的人应服用阿司匹林，因为它可以有效预防血管堵塞。高血压病人每天服用75~100毫克的阿司匹林可以起到预防心脏病的作用，如果剂量太少则起不到作用，多了则会有不良反应。阿司匹林虽能保护血管和预防心脏病，但是有三种人却不可服用。

| 不宜服用阿司匹林的人群 | 原因 |
|---|---|
| 胃不好的人 | 会伤胃，导致消化性溃疡 |
| 血压太高的人 | 容易出现血管破裂，再服用阿司匹林会造成出血不止 |
| 肥胖、尿酸高的人 | 阿司匹林会抑制尿酸排出，导致高尿酸，使这类病人中风的危险性加大 |

俗话说"是药三分毒"，控制高血压既然要终生服药，难免遇到药物副作用的困扰。事实也证明，有些降压药长期服用，会导致病人越来越胖，甚至使人患上糖尿病。高血压患者在服药过程中，一旦出现发胖迹象，一定要及时询问医生，并按医嘱调整用药，以免造成严重后果。

**万家灯火 健康提示**

高血压患者应该常备短效降压药，当感觉不适时应立即量血压，如确认血压较高，需马上服用短效降压药，使血压稳定下来。

# ⑧ 怎样花钱买健康

　　随着人们生活水平的提高，越来越多的人认识到健康的重要性，花钱买健康的时尚也悄然兴起。高血压病人要想花钱买健康，就需要把钱花在刀刃上。

　　如今，市场上琳琅满目的保健品让人挑花了眼，但是对于高血压患者来说，不论什么保健品也不能替代降压药。善用降压药，平稳地控制好血压是高血压患者健康生活的重要保证。一般来说，长效降压药药效持久但会比较贵，有的人会觉得负担不起，只好选择短效降压药。服用短效降压药的人一定要按时服药，否则会使血压上下波动。

　　有些人认为野山参、西洋参、壮骨粉、蛋白粉这些保健品对身体有好处，所以就买来吃。实际上，没有哪一种保健品可以用来降血压和预防心脑血管病变。就拿野山参来说，它不但价格高，有些患者服用后会有浑身不舒服甚至出现类似中毒的症状。虽然西洋参有一定的保护血管和轻微降血压的功效，但是服用剂量不好掌握，一旦服用过量，人就会出现不良反应。另外，高血压患者不适合吃太多高蛋白的保健品，如壮骨粉和蛋白粉等，因为吃得太多，人便会发胖，一胖生百病，最后还可能出现糖尿病、肾病等问题。因此，高血压患者选择保健品要慎重。

　　高血压患者花钱买保健品不仅买不到健康，反倒可能伤害身体。不过，有三种工具是高血压患者必须花钱买的，它们分别是体重秤、血压计和走步机。高血压患者尤其需要注意自己的体重，因为肥胖会使人出现一系列的问题，如代谢紊乱、血压升高、脂肪肝等。经常称体重可以让人及时发现肥胖苗头，将体重控制在合理范围内，因此体重秤对高血压患者来说是非常必要的一个工具。

　　人的血压是不断变化的，高血压患者的血压更是不稳定。许多人每个月找医生测一次血压，但医生测出来的结果只能代表当时的血压状况，无法反映一个人整个月的血压变化。高血压患者应该学会在家自测血压，这样有利于及时发现自己的血压问题，并通过询问医生和根据医生的建议来调整用药。

　　快步走和游泳是最适合高血压患者的运动，所以走步机是非常适合高血压患者使用的一种运动器械。如果家里有足够的地方，高血压患者可买一个走步机放在家里，每天坚持运动半小时是非常有益于健康的。夏季气温会比较高，进行室外运动则可能会出现不适，高血压患者应在空调房里进行走步运动。家里没有地方安放走步机的人也可以在家里做保健操。老年人运动时心率应保持在每分钟90~110次，如果超出了这个范围，就应该停下来休息。

　　有人认为，既然运动可以控制血压，那么与其专门去做运动，还不如在家多做做家务，干活降压一举两得。这种观点是不科学的，家务实际上是一种劳动，虽然做家务也活动身体，但这并不表示人的运动量就够了，因此除了日常家务外，高血压患者需要坚持适量运动。常言道"一日之计在于晨"，但早晨对高血压患者来说是不适合锻炼身体的时间，他们每天最佳的锻炼时间是下午3~4点，其次是上午9~11点。

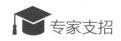
专家支招

高血压患者运动"三宜"和"三不宜"

"三宜"是指：

① 饭后歇一刻钟，再去运动。

② 每天坚持运动30分钟，每周锻炼5次以上。

③ 锻炼后的心率应达到（170-年龄）次/分，但不能超过。

"三不宜"是指：

① 不宜屏气、负重和过度用力。

② 不宜过度低头，体位变化要慢一点。

③ 不宜参加竞争性过强的运动。

**高血压食补法则**

　　高血压的发生和高盐、高脂肪的饮食习惯有着密切的关系，因此，有人得了高血压后，就再也不敢大鱼大肉，甚至荤腥不沾，只求血压能降低。其实，只要科学饮食，高血压病人一样可以吃得美味又健康。

　　根据世界卫生组织和国际上公布的健康饮食标准，人们的饮食结构应呈金字塔形状，最底层是五谷类，第二层是新鲜蔬菜和水果，第三、第四层是鱼肉蛋奶类，最顶层是油盐糖类，高血压患者的一日三餐也应按照这个饮食结构进行合理膳食。首先，需要摄入充足的新鲜蔬菜和水果，每人每天蔬菜的摄入量最好为500克，每人每天水果的摄入量应为100~200克。同时，还需要将两三种以上的蔬菜搭配食用，不能只吃一种蔬菜。蔬菜类食物中，可多吃红薯、胡萝卜、芹菜、茄子、雪里蕻、白菜、卷心菜、芦笋等。水果类食物中，人们可多吃木瓜、橘子、橙子、草莓、猕猴桃、芒果、苹果等。

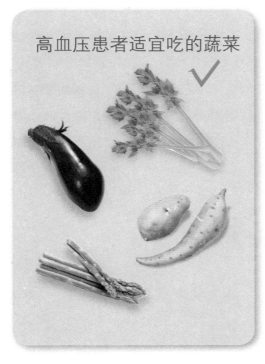

高血压患者适宜吃的蔬菜 ✓

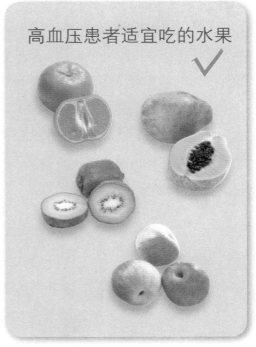

高血压患者适宜吃的水果 ✓

正常人每天都需要吃适量的鱼肉蛋奶类食品，高血压患者也应如此。奶酪含丰富的微量元素和蛋白质，是一种非常好的奶制品，老年人可多吃一些奶酪。许多人认为吃荤会使人发胖，加重高血压病情，所以高血压患者只能吃素，然而让高血压患者完全吃素是不可取的，一定要荤素搭配，只要荤不超量就可以了。鱼是比较适合高血压病人吃的肉类，有调查发现，我国沿海地区长期吃鱼的渔民患高血压、冠心病、中风的概率明显低于同一个省的其他地区的人，所以高血压患者可适当多吃些鱼。

油脂类食物也是人们每天需从食物中摄取的，每人每天摄入25克油脂为宜。食物中的油脂有动物油和植物油，动物油属于饱和脂肪酸，而植物油属不饱和脂肪酸，这两种脂肪酸摄入比应该是1∶2，也就是说人们应该少摄入动物脂肪酸。

最近几年，深海鱼油受到人们青睐，因为广告宣传说它可软化血管。实际上，深海鱼油属于保健品，它含有一种叫作欧米茄-3的多不饱和脂肪酸，对健康有益。但人的动脉硬化是不可逆的，想要通过食用深海鱼油来软化血管也是不现实的。人们可以经常吃鱼，但是经常吃深海鱼油是没有太大必要的。

有人认为咖啡和茶会让人比较兴奋，高血压病人兴奋会导致血压升高，所以他们绝对不能喝咖啡和茶。这种观点并不完全正确。咖啡虽然有一定的升压作用，但常喝咖啡的人血压并不会受影响，但喝咖啡时最好不要喝浓咖啡。

茶叶对人体有很好的保健功效。高血压患者可以喝绿茶和花茶，泡茶时水温在80~85℃为宜，太烫的水会使茶中的有效成分氧化失效。高血压患者不能喝浓茶，而且还应注意每天喝茶的时间也不宜太晚，到了傍晚就不宜饮茶，否则会影响睡眠。

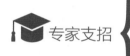 专家支招 { 高血压患者喝茶三不宜：

① 不宜太烫

② 不宜太浓

③ 不宜太晚

# 呼吸系统
## 第四讲　寒冷季节防流感

主讲人：王虹，江苏省人民医院院长，呼吸科主任医师。

**本讲看点**

扫描二维码
看本讲视频

　　流感即流行性感冒，是由流感病毒引起的急性发热性呼吸道传染病，经飞沫传播，临床典型表现为突起畏寒、高热、头痛、全身酸痛、疲弱乏力等全身中毒症状，而呼吸道症状较轻。流感属于感冒的一种，但它的严重程度远远地大于普通感冒，因此流感特别需要人们引起重视，并做好防治工作。

## 1 流感如何预防

　　流感为何多发生在冬春季节呢？因为流感病毒怕高温，气温升高后流感病毒存活的时间就会缩短，冬春季节时流感病毒存活的时间长，而且由于气候寒冷，大多数人喜欢待在室内，空气不流通，并且人的抵抗力也比较低，所以很容易发生流感。

　　流感暴发时并不是所有的人都会患流感，因为流感有易感人群，包括小孩、65岁以上的老人、有慢性病的人等。流感的易感人群都属于免疫力低下的人，他们在冬春季节尤其需要注意预防流感，因为他们一旦感染，容易出现并发症，甚至危及生命。

　　有些人认为流感就是重感冒，这种观点是不正确的。实际上，流感与普通感冒之间存在许多区别。

| 区别点 | 流感 | 普通感冒 |
|---|---|---|
| 季节性 | 多发于冬春季节 | 没有明显的季节性 |
| 临床症状 | 多为全身症状，如肌肉酸痛、高热 | 多为局部症状，如打喷嚏、流鼻涕、咽喉不适等 |
| 症状程度和危害性 | 症状稍重，且伴有较多并发症，如心肌炎、脑炎、中耳炎、肺炎等 | 症状稍轻，并发症少 |
| 传染性 | 有较强的传染性和流行趋势 | 虽也会传染，但流行性不强 |
| 病程 | 持续时间较长，病程为5~10天，甚至更长 | 持续时间较短，一般7天以内就会康复 |
| 周期性 | 爆发有一定的周期性，一般爆发周期为3~5年 | 没有明显的周期性 |

　　流感属于呼吸道传染病，它的主要传播途径是飞沫传播。2003年严重急性呼吸综合征（SARS）肆虐时，满大街的人都戴口罩，这就是为了避免SARS病毒通过飞沫传播而造成感染。预防流感也需要戴口罩。如今雾霾肆虐，到了冬季，许多女孩子喜欢戴着带有卡通图案的口罩出门，然而这些口罩一般都是比较薄的棉或化纤材质，只能起到装饰、御寒的作用，无法起到过滤空气的作用。同时，有些化纤材质的口罩会含有一些有害物质，它不仅不能预防流感，还可能会刺激呼吸道，损害人体健康。要预防流感，人们可选择12~18层的纱布口罩，这种口罩不仅可过滤空气，预防流感，而且还能经过消毒后反复使用，是非常环保的选择。预防流感最专业的口罩是N95口罩，俗称猪嘴口罩，这种口罩内含有吸附作用的活性炭，可以吸附有害物质，阻止其进入呼吸道。

口罩是预防流感的必备工具，但在佩戴时还需注意一些细节上的问题。

其一，人们需要选择面部贴合度好的或者松紧可调整的口罩进行佩戴。

其二，人们一天到晚总捂着口罩也不行，假如人们总是一天到晚地戴着口罩，会使鼻腔黏膜的抵抗力降低。

其三，佩戴一次性口罩时，反复使用。

其四，12~18层的纱布口罩是可以经消毒后重复使用的，消毒并不是指要做特殊处理，只要用热水烫一烫，用肥皂洗干净了放在太阳底下晒干即可，因为阳光便是最好的消毒剂。

飞沫传播是流感的主要传播途径，但它并不是唯一传播途径，手的接触也是流感的传播途径之一。生活中，一个健康人的手接触了被流感病人的喷嚏和分泌物污染了的物件，那么这个人的手上就会沾上流感病毒，这些病毒很可能会通过吃饭、揉眼睛等动作被带入体内，所以他就会被传染。要想避免流感通过手接触传染，人们就应该学会洗手。洗手时应用流水冲洗，并用一些洗涤剂清洁，这样便可把许多手上的病毒冲洗掉。"六步洗手法"是医护人员使用的一种非常专业的洗手方法，对于预防流感有非常好的作用。

"六步洗手法"具体操作步骤：

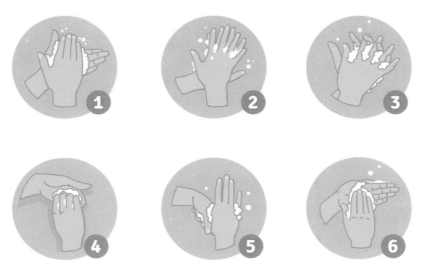

六步洗手法

第一步，用清水冲洗一下手，掌心相对，手指并拢，相互揉搓。

第二步，手心贴手背，十指交错，沿指缝相互揉搓，双手交替进行。

第三步，掌心相对，十指交错，沿指缝相互揉搓，双手交替进行。

第四步，手指关节弯曲，清洗指背及关节，相互揉搓。

第五步，一手握住另一手大拇指旋转揉搓，双手交替进行。

第六步，弯曲手指，使指尖在另一掌心旋转揉搓，双手交替进行。最后用水将手冲干净即可。

流感病毒很容易通过鼻黏膜或者咽部感染机体。在冬春季节，人们到公共场合，或者接触流感病人时，应注意戴口罩和勤洗手。

接种流感疫苗也是预防流感的一种方法。人们可在冬季到来之前接种流感疫苗，但不是所有的人都需要接种。一般来说，流感易感人群需要接种流感疫苗，因为他们免疫力比较低。当然身体健康的人也可以根据需要接种流感疫苗。人们注射流感疫苗两周后，体内会产生流感抗体，抗体的作用能维持一年左右的时间，所以人们应当每年都接种一次流感疫苗。接种流感疫苗可预防流感，但并不是每个人都可以接种疫苗，以下三种人不适合接种疫苗：

第一，对鸡蛋过敏者不能接种流感疫苗，否则会产生过敏反应。

第二，已经感染流感的病人不能接种流感疫苗，因为疫苗对他们没有效果。

第三，发烧的人不能接种流感疫苗，否则会加重病情。

生活中，有些人会吃维生素C来预防流感，然而维生素C只有大量服用才有预防流感的效果，但它会刺激肠胃，所以这种做法不值得提倡。

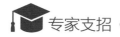 专家支招

预防流感应当做到以下几点：
① 开窗通风透气
② 适当户外活动
③ 注意休息
④ 多喝水，吃一些高蛋白食物
⑤ 注意保暖

# ② 得了流感如何应对

人们患普通感冒时，可通过捂汗来缓解症状，因此有些人认为捂汗对治疗流感也有帮助。这种观点正确吗？

捂汗对流感的治疗并没有特别的好处，而且身体较弱的人捂汗还有可能捂出问题，因为大量出汗后，会使人的身体更虚，这会使病毒更容易侵害人的身体，所以对付流感需采用科学的方法进行治疗。

有些人把流感当作小病，认为随便吃点药就可以了。然而，流感的用药需要特别讲究，如果选药不对则可能吃出危险。流感的治疗应以对症治疗和对因治疗两大原则来选择药物。

对症治疗原则，即根据流感的不同症状选择对应药物进行治疗。如果一个人流感时会产生头痛、发烧、打喷嚏和肌肉酸痛的症状，那么就可以选择针对上述症状的药物服用。这就属于对症治疗。

对因治疗原则，即根据病毒本身的治疗。研究人员发现，流感病毒表面有一种叫作神经氨酸酶的物质，于是他们研制出神经氨酸酶抑制剂来治疗流感。这就属于对因治疗。

用对症治疗和对因治疗相结合的方法治疗流感效果会更彻底。对抵抗力好的人来说，如果流感病情不重，也可不必用药，病情也能自愈，但要注意多喝白开水。

生活中，很多人一有感冒症状就会用抗生素，找医生看病时，也会让医生给自己开抗生素。其实，这是人们用药的一个误区，抗生素是针对细菌的，而流感都是由病毒引起的，服用抗生素对治疗流感没有效果。现在，我国滥用抗生素的情况比较明显，有一部分滥用源于病人的无知。滥用抗生素会对人体免疫力形成一种恶性循环，所以人们应该在医生的指导下合理使用抗生素。

# 第五讲　让呼吸道安度雾霾天

主讲人：王虹，江苏省人民医院院长，呼吸科主任医师。

**本讲看点**

扫描二维码
看本讲视频

如今，人们对雾霾的关注度越来越高，因为每到冬季我国许多地方都会出现严重的雾霾天气。再加上冬季是呼吸道疾病多发的季节，许多人怀疑这些疾病与空气质量变差有直接的关系。有些地方的民众对空气污染的关注比较强烈，而且也有报道说一个健康的鲜红的肺连续数天吸入雾霾中的颗粒物后就会完全变黑，这便引起了人们对雾霾的极大恐慌。到底雾霾有没有想象中那么可怕？雾霾天气又会对呼吸道造成哪些影响呢？下面将详细解答这两个问题。

## ❶ 雾霾天气与呼吸道健康

现在，入冬后去呼吸科就诊的人数正逐年增多，毫无疑问，这与严重的雾霾天气脱不了关系。雾霾天会使疾病高发，不过发病往往具有滞后性，也就是说，一般来讲，雾霾过去后的7~10天，往往是呼吸道疾病和过敏疾病的高发期。

雾霾之所以会引起呼吸系统疾病，是因为雾霾是空气污染形成的，人的呼吸道是一个开放的门户，人每天大概要呼吸两万次，每天吸入大概10~15立方米的空气。空气被污染后，它里面会含有大量的污染物，包括各种微生物、异性蛋白致敏原、粉尘、毒气等，这些有害物质会随着呼吸进入人体，因此就会对人体造成一系列的损伤。

细颗粒物（PM2.5）是让人们既关注又恐慌的一个话题，它是雾霾天气对人体危害最大的一种物质。PM2.5又叫作可入肺颗粒，它可以直接进入到肺泡，然后沉积在肺泡里，沉积在肺间质里，甚至可以进入到体液、血液中，还可以通过气体的交换，进入到其他脏器，影响全身系统。PM2.5沉积在肺中很难排出，就会引起炎症，甚至致癌。因PM2.5导致的炎症急性发作期会造成眼睛干涩、鼻子痒、打喷嚏、喉咙不舒服、咳嗽等问题，此外还会造成哮喘、支气管炎、过敏、心脑血管等疾病的加重。

受雾霾天气的影响，高层建筑9~11层特别不好卖，因为有人说这几层处于扬灰层，空气污染最严重。其实，这种说法是被炒作出来的，并没有什么科学依据。从严格意义上说，地面上10米以下的区域，PM2.5污染比较重，也就是楼房1~3层的空气污染较重，越往上污染就会越轻，地面80米以上的区域空气污染相对较少。不过住在较低层的居民也不要过于慌张，因为雾霾是普遍存在的，对住在高低层的人们影响程度差别不大。

应对雾霾人们应做到以下几点：

第一，空气重度污染的时候，尽量不要出门，尤其不要去晨练，否则适得其反。

第二，很严重的雾霾天气出现的时候，不要开窗通风，尽量减少在外活动的时间，实在要出门，建议戴上口罩。一般的口罩对防护雾霾效果有限，N95、N99等专业防护口罩、医用口罩的效果较好，但是有心脑血管病、呼吸系统疾病的人，不适合长时间戴这样的口罩，否则会造成缺氧、头晕等。

第三，空气污染严重时，应尽量紧闭门窗，实在需要通风，可在晚上8点到10点短暂通风。

第四，注意个人卫生，及时清洁鼻腔和脸部。

第五，合理膳食，多吃富含维生素

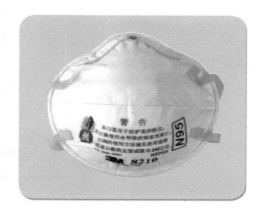

和蛋白质的食物来增强抵抗力。

第六，注意多喝水，多喝水既有利于日常排毒，又有利于促进痰液的排出。

第七，雾霾天时人们要调整好自己的心态，不要过于疲劳，同时注意保暖。

雾霾天气不宜出门，人们待在室内也有苦恼——二手烟。人们都知道吸烟有害健康，据世界卫生组织公布的数据显示，全世界每年死于吸烟及其相关疾病的人数多达600万，可见吸烟的危害之大。然而，吸烟不止危害吸烟者的健康，更危害着二手烟吸入者的健康。我国烟民有3亿，二手烟的吸入者高达7.3亿。雾霾天本身就已经对呼吸道造成了伤害，如果人们再吸烟或吸入二手烟则会对呼吸道形成双重伤害，因此吸烟者为了自己和他人的健康应尽早戒烟。

吸烟者无论什么时候戒烟都可以从中获益，而且是戒得越早越好。很多人戒烟时有这样一个误区，就是自己吸烟的时候身体状态都很好，反而戒烟时整天感觉疲惫，总是懒洋洋的。其实，戒烟时出现打哈欠、疲倦等不舒服的症状是因戒烟引起的戒断症状，属于正常现象，只要人们坚持戒烟，随着时间的推移，这些戒断症状就会逐渐好转。有人说，自己抽的是低焦油卷烟、中草药卷烟，危害会比较小，所以无需戒烟。这实际上也是一个戒烟误区，因为不论是低焦油的还是高焦油的烟对人体健康都是有害的，人们不能因自己抽低焦油卷烟就心存侥幸心理。总之，雾霾天气下吸烟对人体健康会造成极大的危害，吸烟者应该尽早戒烟。

**万家灯火 健康提示**

要想避免因雾霾天气引起的呼吸系统疾病，最重要的是从源头上治理空气污染。但空气污染的治理并不是一蹴而就的，人们不能每天坐等空气变好了再去呼吸，这是不现实的，所以与此同时人们也需要提高自我防护意识。

## ② 雾霾与过敏性鼻炎

　　雾霾天气最容易导致的过敏反应就是过敏性鼻炎，它的症状和普通的感冒症状看起来会有些类似，都会有打喷嚏、流鼻涕、咳嗽等症状。那么，如何判断自己是否得了过敏性鼻炎？得了过敏性鼻炎又该如何应对呢？

　　如今雾霾频发，成为人们呼吸道健康的隐形杀手。雾霾天气会让人出现变态反应。一听到"变态"这个词，很多人都会感到非常紧张，其实这个变态反应并不可怕，通俗地说就是过敏反应。过敏反应是一种免疫功能失调症，是指由于外来的抗原物质与体内特异性抗体结合后由肥大细胞、嗜碱性粒细胞释放大量过敏介质而造成的一组症状，主要表现为局部血管扩张，血管通透性增高，器官平滑肌收缩以及腺体分泌增强等。过敏反应的产生有内因和外因之分。内因是家族性遗传，外因就是环境等，如果没有外因的诱发，一般过敏体质的人也不会发生过敏。过敏性鼻炎、过敏性哮喘、湿疹等都属于过敏反应，往往治疗起来比较困难，我国有超过三分之一的人都曾患有或正患有过敏性疾病。

　　过敏性鼻炎在发病早期比较难鉴别到底是过敏性鼻炎还是感冒。一般来说，感冒一周左右就会好，且药物治疗也会见效；过敏性鼻炎往往是反反复复地发生，普通的药物治疗很难起到作用。如果患者去医院诊断自己是否患了过敏性鼻炎，会有多种手段可以检测是否过敏，比如点刺实验、一氧化氮检测、痰嗜酸性粒细胞计数检测、抽血检测等。然而，过敏反应是由于机体接触过敏源引起的，过敏原种类很多，有吸入性的、食入性的、接触性的、感染性的等，医院里检测人体是否有过敏反应时，所选择的都是一些常见的过敏原，所以一个人的过敏原检测结果为阴性，不见得他就是没有发生过敏。

　　过敏性鼻炎的过敏原大多是吸入性的，如尘螨、花粉、真菌、动物皮毛等。雾霾天的PM2.5和PM10（可吸入颗粒物）粉尘本身就是致敏原，特别是PM2.5除了可以直接吸入到肺里外，它还是一个载体，可以附着很多致敏原，如粉尘、异性蛋白、真菌等。因此，过敏体质的人在雾霾天气中吸入PM2.5，就很容易被诱发或加重过敏性疾病。

过敏性鼻炎会让人一直打喷嚏、流鼻涕、咳嗽等，严重影响人的工作和生活状态。很多人认为，过敏性鼻炎过一段时间也能好起来，所以它是不用治疗的。然而，每个人的过敏反应是不尽相同的，出现过敏性鼻炎后，人们应当去医院明确诊断，知道究竟是什么原因诱发了鼻炎。如果一个人的过敏性鼻炎是常年性的，则需比较长期的治疗。但如果一个人的过敏性鼻炎是季节性的，则应该在过敏季节到来之前预防性地用一些药，让它无法发作。现在，有些人也具有一定的医学知识，知道抗过敏的治疗有时会用到激素药物。一般地说，轻微的过敏症状不大会用到激素药物，顽固性的过敏症状可以用激素药物治疗，但是不论是哪种过敏症状都应该找专业医生诊断，激素药物应该在医生的指导下使用。

为应对雾霾，现在市场上出现了各式各样的空气净化器，据说可清除空气当中的PM10、PM2.5等。在一个密闭的空间里使用空气净化器是有一定效果的，它可减少空气中的扬尘，在一定程度上保护呼吸道，但家用空气净化器的净化效率是有限的，如果房间很大，净化效果就没那么明显，而且房间长时间密闭后，室内空气质量会变差，仍需要开窗通风。人们可以视自己的需要和条件购买空气净化器。

**万家灯火 健康提示**

除了过敏性鼻炎，由于雾霾天气中的污染物较多，皮肤总接触这些物质还可能发生湿疹、皮炎等问题。过敏反应是受遗传因素和环境因素共同作用而形成的，人们无法改变自己的先天体质，但如果人们能在雾霾天气做好自我防护，如出门戴口罩、天气好时再进行户外活动等，这样便可在很大程度上帮助人们避免过敏的发生。

## 消化系统
## 第六讲　怎样保护你的胃

主讲人：纪小龙，武警总医院病理科主任，肿瘤生物治疗科主任。

**本讲看点**

扫描二维码
看本讲视频

人们都说"牙好胃口就好"，然而现在许多人却是牙好胃口不好，吃什么都不香。据统计，我国每四个人中就有一个胃病患者。胃病不仅发病率高，而且其发病人群越来越呈现出年轻化的趋势，甚至有些孩子也得了胃病。许多人把胃病当作小毛病，很少在意，但是胃病不治疗会越拖越严重，甚至会发展成胃癌，直到夺去人们的生命。在肺癌、肝癌、胃癌等各种癌症中，中国人胃癌的发病率最高，而且死亡率也最高，因此人们得了胃病不可以马虎大意，而应该提高警惕。

## ① 胃病怎么防

许多人的胃病是由于胃负担过重造成的，因为人的胃就像一个口袋，且容量是有限的，总是暴饮暴食就会把胃给撑坏。

胃是人体的一个器官，位于肚脐以上中间偏左的部分，具有存储食物和消化食物的功能。胃就像一个口袋，有约1厘米厚的胃壁，它最里面的一层是胃黏膜。为了能消化进入胃里的食物，胃每天都会分泌大量的胃酸，胃酸属于强酸，胃黏膜之所以能不被烧坏，是因为这些黏膜细胞能够分泌出一层厚厚的黏液来保护它，所以人的胃也能安然无恙地消化食物。

胃有上下两个口，上面的口叫贲门，与食道相连，下面的口叫幽门，与十二指肠相通。贲门和幽门都是可以开合的，人在进食时贲门会打开，一般食物在胃里停留1~2个小时后，幽门会正常打开，食物会往下排，进到小肠中进行消化。中国人得胃病的人比较多，许多人的胃病是由于胃负担过重造成的。如果人们总是过度饮食，则会把胃给撑大，造成急性胃扩张，要是再严重了则会出现胃穿孔，那么胃就会像被撑破了的气球一样。所以胃的容量是有限的，总是吃得太多就会把胃给撑坏。

贲门和幽门的闭合是有规律的，如果其闭合出现异常，也会发生疾病。假如贲门或者幽门总是闭合，则容易出现吃下的东西都会吐出来的情况，相反，如果贲门长期打开，会引起胃里的胃酸倒流到食道，人的食道是不耐受胃酸的，所以人就会出现"烧心"的感觉。一般来说，贲门、幽门的开合时间及胃的消化时间因一个人的饮食规律而定，不一定需要人们每天固定吃三顿饭，只要每天进食的频率固定就好，如果饮食不规律很容易引发胃病。

生活中，人们还有许多不良的饮食习惯也会损伤胃，如喝酒、嗜饮浓咖啡和浓茶等。适量饮酒有益于健康，但是喝得过量则会损伤胃。咖啡和茶都是碱性的，喝得过浓，则会破坏胃里的酸碱度，使胃产生不适，因此人们应避免饮用过浓的咖啡和茶。

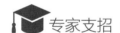专家支招

保护胃的良好饮食习惯：

① 每天进食的频率要固定，养成习惯。

② 不要饮用浓度过高的咖啡、茶、酒精，以免伤胃。

③ 吃东西要充分咀嚼，这样也可以分担一些胃部的消化负担。

## ❷ 护胃误区知多少

人有胃病的话就会感觉胃不舒服，但这并不意味着胃不舒服就是有胃病。怎么判断自己的胃是否有毛病呢？

首先，健康的胃会有正常的饥饿感，如果一个人经常胃胀、没食欲、反酸或者打嗝，这都是胃部有疾病的表现。其次，胃消化食物的时间一般为两个小时，如果时间过长，说明消化能力出现了问题。不过食物的消化速度也取决于食物的种类、生熟程度和食物量的多少。一般来说，蛋白质主要靠胃来消化，所以肉类在胃里的消化时间会比较长。含淀粉较多的食物可以被唾液消化一部分，将这类食物嚼烂后再咽下，就不会对胃造成消化负担。

如果一个人饿的时候觉得胃疼，但进食后胃就不疼了，那要特别注意自己是不是得了胃溃疡。胃溃疡是因胃酸增多，十二指肠球部抵抗能力下降引起的，主要表现为饿的时候胃疼，但进食后胃就不疼了。另外，胃溃疡还会使人半夜疼醒，因为胃里没有食物后，胃酸就会刺激溃疡面产生疼痛。胃溃疡患者也可以通过吃苏打饼干降低胃酸来缓解胃溃疡程度，注意不要食用过硬和有刺激性的食物。但是如果胃溃疡迟迟不好，极有可能是幽门螺旋杆菌破坏了胃里的黏液膜，可以适当服用三联或四联药物来治疗。

胃病患者在饮食上应该注意以下几个细节：

第一，应该慎吃生食，生食比较难消化，尽量少吃生食可以减少胃的负担。

第二，胃病患者每次进食为六七成饱，吃得过量会增加胃的负担。

第三，蔬菜在冰箱里保存时间过长也会变质，胃病患者应该慎吃。

第四，柿子中的鞣酸和胃酸结合会引起消化不良，所以要少吃。

第五，巧克力等甜食会刺激胃酸分泌，容易引起胃酸倒流。

第六，食用脂肪含量高的食物会影响胃的消化，要尽量少吃高脂肪食物。

另外，有胃病的人也不能过多食用牛肉板面、肠粉、汤圆和粽子等不易消化的食物。

# ③ 胃炎应该怎么办

> 一个人一生中会吃掉许多的食物，而胃则需要不断地消化食物。人的年龄越大，吃得越多，对胃的损伤越重。

慢性胃炎是一种常见病，可分成许多种，如萎缩性胃炎和浅表性胃炎等，造成慢性胃炎的原因之一是食物消化负担过重引起的。如果一个人慢性胃炎老不好，就要考虑自己是否感染幽门螺旋杆菌。幽门螺旋杆菌感染是造成慢性胃炎的又一个主要原因，在我国几乎每两个慢性胃炎患者里就有一个会感染这种病菌。幽门螺旋杆菌会蚕食胃黏膜细胞，从而导致慢性胃炎。如果慢性胃炎患者查出有幽门螺旋杆菌感染，应引起重视，尽快治疗。幽门螺旋杆菌是会传染的，这种细菌不仅会存在于人的胃里，还会出现在人的口腔和唾液里，如果人们与口腔中有幽门螺旋杆菌的人一起吃饭就有可能被传染，也正因为如此，幽门螺旋杆菌引起的慢性胃炎可能会复发。不过，胃里有幽门螺旋杆菌的人不一定会出现慢性胃炎，所以当幽门螺旋杆菌不损伤胃黏膜细胞时无需吃药。

贲门和幽门开合异常也会引起慢性胃炎。贲门是胃与食道相连的一个接口，幽门是胃与十二指肠相连的一个接口。正常情况下，人们进食时，贲门打开后，食物才可进到胃里，进食完成后，贲门和幽门都处于关闭状态，胃液会对这些食物进行消化，等消化完成后，幽门打开，食物进入小肠再进行深度消化。如果贲门开合异常，胃酸则会进入到食道使人出现"烧心"的症状。如果幽门开合异常，一方面胃酸会进入十二指肠引起十二指肠溃疡，另一方面胆汁和胰液会进入胃里破坏胃黏膜，引起慢性胃炎。造成贲门和幽门开合异常的原因比较复杂，如压力过大、心情不好、饮食不规律、冷热不均等都会诱发它们出现功能失常。

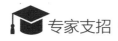

专家支招

要想保护好胃，减少胃炎的伤害，需做到以下三点：

① 每日三餐有规律。

② 吃容易消化的食物，不再额外增加胃的负担。

③ 控制饮食量，不要过量。

## 4 怎样预防胃癌

胃癌在中国人中是发病率最高的一种癌症，因此一提到胃癌，许多人都会感到恐惧。一般来说，从开始出现异常到变成癌，需要至少10年。如果一个人在胃癌早期发现及时，那么还是有办法能够治愈的。

人的胃壁分为黏膜层、黏膜下层、肌层和外膜4层，最里层是胃黏膜，早期胃癌会长在黏膜层上，中期胃癌则会长在外膜以内的所有位置，晚期胃癌则会突破外膜继而往身体上其他部位扩散。在临床上，早期胃癌是百分之百能够治愈的，晚期胃癌则死亡率很高。所以，为了人们的健康着想，人们应该养成定期做胃镜的习惯，这才有利于及早发现胃癌的征兆。

胃癌是由细胞异型增生引起的，通俗地说就是细胞长乱了，当一个人的胃里出现细胞异型增生后，它会不断发展，几年以后便会变成癌，越到晚期胃癌细胞发展的速度越快，所以要效预防胃癌，特别需要警惕的问题是胃细胞异形增生。做胃镜检查时，医生要将胃部的细胞进行活检，这有利于发现胃部细胞生长的异常情况，问题发现得越早越能赢得治愈机会。

胃癌早期，人们基本上不会感觉到痛，但这并不意味着胃癌早期毫无症状。生活中，人们需警惕两种现象，一是进行性消瘦，二是不明原因贫血。因为它们都可能是胃癌的早期信号。

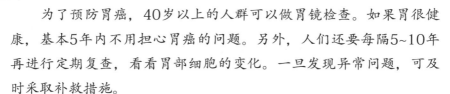

万家灯火 健康提示

为了预防胃癌，40岁以上的人群可以做胃镜检查。如果胃很健康，基本5年内不用担心胃癌的问题。另外，人们还要每隔5~10年再进行定期复查，看看胃部细胞的变化。一旦发现异常问题，可及时采取补救措施。

# 第七讲　怎样保护你的肝

主讲人：纪小龙，武警总医院病理科主任，肿瘤生物治疗科主任。

## 本讲看点

扫描二维码
看本讲视频

人们都知道，一个人少了心脏或大脑都是活不成的，同样少了肝也是活不成的。肝每天都在不停地进行消化、代谢和防御工作，同时它也时刻受到肝病的威胁，特别是乙肝。现如今全球约有3.5亿人活在乙肝病毒的阴影之下，就中国来说约有1.2亿人是乙肝病毒携带者，其中乙肝患者约3000万，每年肝病给中国带来的经济损失达300亿以上，因此保护肝脏对个人健康乃至国家公共医疗而言都是一个至关重要的问题。

## ❶ 怎样看懂肝功指标

　　肝是人体最大的腺体，最重要的消化器官、代谢器官和防御器官，也是胎儿的主要造血器官，人体新陈代谢的枢纽。成人的肝一般重约1.5千克，位于人体的右上腹，正常情况下，它被肋骨保护着，人们在体表是摸不到的，如果一个人能摸到自己的肝，则说明他已经患上了肝肿大。

平时生活中，如果有的人眼睛看不清楚，或总是感觉整天没有精神，或脸色不好看，人们则会觉得这个人的肝不好。然而，要想知道一个人的肝是否健康，光靠猜是靠不住的，而是应该让他去医院检查肝功能。许多人都知道体检时要检查肝功能，但是化验结果出来后，化验单却少有人能看懂，如果医生不做解释说明，人们光看化验单还是无法确定自己的肝是否健康。

## 肝脏的结构

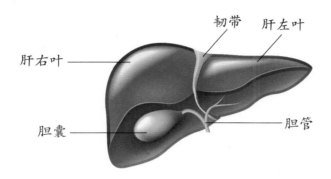

在肝功能化验单上会有许多项目，其中包括丙氨酸氨基转移酶、天门冬氨酸氨基转移酶、γ－谷氨酰基转移酶、总胆红素、直接胆红素、间接胆红素、总蛋白、白蛋白和球蛋白等，在这些项目的后面还会有许多相关的数据以及信息。在这些项目中与肝功能状况关系最为密切的是转氨酶、总蛋白（包括白蛋白和球蛋白）、总胆红素。

首先，转氨酶是肝脏健康的重要指标之一。转氨酶的作用是将从食物中吸收的氨基酸转化成人体所需的氨基酸。比如，丙氨酸氨基转移酶就是转氨酶的一种，它可转化谷氨酸和丙氨酸，这样身体才能正常使用这些氨基酸。正常情况下，如果转氨酶异常升高，就意味着肝细胞有破裂，肝脏健康受到威胁。喝酒是最常见也是最容易损害肝细胞，升高转氨酶的一个原因。因此，人们平时应该少喝酒或不喝酒，如果转氨酶升高至正常值上限的数倍，就表明严重伤肝。

其次，总蛋白（包括白蛋白和球蛋白）都是肝脏健康的重要指标。总蛋白的正常值是60~80克/升，如果一个人血液中的总蛋白少于60克/升，有可能是两个原因造成的，一是营养不良，二是肝脏功能变差。如果营养不良，消化系统所吸收的营养自然会偏少，血液中总蛋白就较低。肝脏有将血液中的氨基酸转化成蛋白质的能力，如果一个人营养供给没问题，而肝功能下降，则其转化蛋白质的能力也会降低，血液中的总蛋白含量便会偏少。肝脏健康的人的血液中的白蛋白数值是超过球蛋白的，在中国人中，白蛋白数值过低，如果不是营养不良，则很可能和慢性肝炎有关，因此白蛋白数值偏低时一定要引起重视。

老百姓中有"吃什么，补什么"的说法，所以很多人觉得肝不好就应该多吃动物肝脏来补。然而，吃动物肝脏可补充对人体有益的微量元素，但是对受损的肝细胞并没有复原作用。

总胆红素是衡量肝功能的第三大指标。胆红素是血液中衰老红细胞被分解和破坏的产物，肝细胞可以把它加工成胆汁用于消化。肝脏健康的成人血液中总胆红素为3.4~17.1毫摩尔/升，如果一个人的胆红素过高，要想到可能是肝细胞受损引起的。不过，肝脏排向胆囊的管道堵塞也会引起血液中的胆红素过高。

万家灯火 健康提示

当人们体检后拿到自己的肝功能化验单时，应该先看看自己哪一项出了问题。不管是转氨酶还是总蛋白或是总胆红素，如果其数据只是超过正常值一倍左右，先不要慌，只需多休息并注意调整饮食，一周后再进行复查，如果复查结果仍超标过高或持续升高时，则需要立即就医。

## ❷ "见招拆招"防肝炎

> 肝炎有许多种，如甲肝、乙肝和丙肝等，其中乙肝是人们最常提到的一种肝炎。

生活中，大部分人对肝炎都不是特别了解。有些人得了肝炎会特别恐慌，特别是乙肝，而且现在市面上有各种各样治疗肝炎的广告和骗术，让人很难分辨真假，甚至有的人总是轻信广告，到处买特效药，结果不但花了大把的钱没有治好病，而且还可能使病情加重。人们要想少花冤枉钱治好肝炎，首先就需要对肝炎及其防治有一个最基本的认识。

甲肝、乙肝和丙肝都是由病毒引起的，所以它们都属于病毒性肝炎。

甲肝是由甲型肝炎病毒引起的肝脏炎症，一般呈流行或暴发趋势，以学龄前儿童及青壮年多见，起病急，常有发热症状，病前有可疑不洁饮食史，如1988年上海市民因食用毛蚶，有30余万人感染急性甲型肝炎。

乙肝是由乙型肝炎病毒引起的肝脏炎症，丙肝是由丙型肝炎病毒引起的肝脏炎症，这两种肝炎多为散发，以成人为主，多无发热症状。与甲肝不同的是乙肝和丙肝会传染，其病毒传播途径主要是体液。日常交往中，人们与乙肝患者握手等接触并不会传播乙肝，因此人们可以有针对性地来预防，避免密切生活接触，同时还应注意不要与别人混用未消毒的医疗器械。

肝脏感染病毒后，人们是感觉不到的，而且肝脏即使坏掉了一半，人们也不会有明显的异常感觉。人们要想知道自己有没有患肝炎，就需要去医院抽血化验。检查一个人有没有患乙肝，则可以去医院检查乙肝五项，包括乙肝表面抗原、乙肝表面抗体、乙肝E抗原、乙肝E抗体、乙肝核心抗体五项。"大三阳"和"小三阳"是两个与乙肝相关的概念，均表明患有肝炎。许多人都知道疾病检查时呈阳性是不好的，但如果一个人乙肝五项中乙肝表面抗体、乙肝E抗体、乙肝核心抗体都呈阳性，则表明这个人的肝脏很健康，因为这代表人体内产生了抗体，没有感染肝炎病毒。如果一个人乙肝五项中乙肝表面抗原、乙肝E抗原、乙肝核心抗体呈阳性，则就是所谓的"大三阳"，这种情况是非常严重的。如果一个人乙肝五项中乙肝表面抗原、乙肝E抗体、乙肝核心抗体呈阳性，则就是所谓的"小三阳"，这种情况会比"大三阳"稍好一些。另外，丙肝也可以通过丙肝五项检查出来。

在肝炎的治疗上，人们现在还存在许多误区。就拿乙肝来说，现在市场上治疗乙肝的药物更新换代非常快，但是无论是用哪些药来治疗乙肝都需要一个长期服药的过程。

甲肝也是由病毒引起的，但是患甲肝的人首先不能有过重的心理负担，因为甲肝是可以治愈的。人们都知道乙肝对肝脏的威胁很大，而丙肝则比乙肝更严重。目前，国内尚无治疗丙肝的特效药物，所以人们患丙肝后不能胡乱吃药，否则病情会越严重。

人们感染乙肝或丙肝后，这些肝炎病毒会不断破坏肝脏细胞，5~10年便会形成肝硬化，肝硬化是无法恢复的，再过5~10年还会发展成肝癌，所以为了保证肝脏的健康，人们必须注意预防病毒性肝炎。一旦发现肝脏感染乙肝或丙肝，人们既要每半年去验一次血，监控病毒的发展情况，又要少喝酒，避免食用不洁变质的食物，减轻肝脏负担。

**万家灯火 健康提示**

　　乙肝疫苗有保护肝脏的作用，但它是有时效性的，作用时间一般为5年左右。人们注射乙肝疫苗后可以抽血检查，看是否产生抗体。5年后若抗体消失，需要重新注射疫苗。

# ❸ 脂肪肝不是病

> 肝细胞中的脂肪是从血液中来的，而血液中的脂肪则是从食物中吸收的，因此饮食中脂肪的含量过多就会引起脂肪肝。

随着人们生活水平的提高，有脂肪肝的人也越来越多。脂肪肝是肝细胞内的脂肪含量超出正常值的一种临床现象，而不是一种独立的疾病。根据肝细胞的脂肪含量，可将脂肪肝分为轻度(含脂肪5%~10%)、中度(含脂肪10%~25%)、重度(含脂肪＞25%)三型。

正常肝细胞

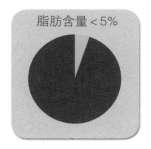

轻度脂肪肝

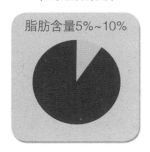

中度脂肪肝

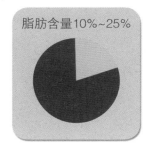

重度脂肪肝

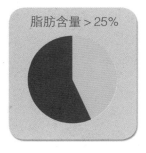

很多人做B超时被诊出脂肪肝后总是很焦虑。其实大可不必，因为B超诊断出来的脂肪肝并不一定是真实存在的。即使一个人真的有脂肪肝，只要肝脏细胞内脂肪含量不超过50%，就不会影响肝脏的正常功能。检查一个人到底有没有脂肪肝最可靠的做法是去医院做穿刺，就是用一根针刺穿肝脏上面的皮肤，从肝上取出一些细胞放在显微镜下观察，看这些细胞内的脂肪含量。不愿意做穿刺的人也可以抽血化验，看血脂中的胆固醇、甘油三酯的含量是否正常。

查出脂肪肝后，人们不必惊慌，可再抽血检查肝功能，如果脂肪肝患者的肝功能正常，那么他就不用过度担心，只需注意调整饮食，调节血脂含量。

2009年"感动中国"十大人物之一的陈玉蓉曾是一个重度脂肪肝患者，她为了割肝救患有先天性肝脏功能不全的儿子，每天暴走10千米，用7个月的时间减肥，使她的肝脏由重度脂肪肝转变成正常的肝脏，最终将她自己的肝脏移植给了儿子，医生称这简直是奇迹。从这个感人的故事中，我们可以发现脂肪肝是一种可逆的肝脏问题。即使一个人的脂肪肝再严重，只要他血液中的脂肪含量减少了，那么肝细胞里的脂肪也会越来越少。不过，要减少血液中的脂肪含量，那就必须减少饮食中的脂肪摄入。

一般来说，肥胖的人因为吃得多，摄入的脂肪也多，所以最容易得脂肪肝。然而有些瘦人却也有脂肪肝，究竟是什么原因导致了他们也有脂肪肝呢？瘦人得脂肪肝最常见的原因就是喝酒，因为酒中含有乙醇，乙醇需经肝脏代谢，肝脏可以把乙醇分解成对人体无害的二氧化碳和水，如果一个人饮酒超出了肝脏的负荷，那么肝细胞就无法分解这些乙醇，同时也会影响肝细胞分解脂肪的能力，所以就会导致脂肪在肝细胞内堆积，形成脂肪肝。

另外，根据脂肪在肝细胞中存在的形态来分，脂肪肝又可分成小泡型脂肪肝和大泡型脂肪肝。如果一个人患有小泡型脂肪肝，一般不必过度担心，平时加强锻炼、注意饮食即可。但如果是大泡型脂肪肝，则有可能对肝功能造成损害，需要引起重视，及时就医。

**万家灯火 健康提示**

　　许多人的脂肪肝都是吃出来的，所以预防脂肪肝就必须调整饮食，要减少动物蛋白和脂肪的摄入，多吃水果和蔬菜，少饮酒或不饮酒，同时还应该加强运动，促进脂肪的消耗。

**打败肝癌的秘密**

> 有很多知名演员都是因为肝癌去世的，如果他们当初都把握住了治疗的最佳时机，就不会匆匆离世。那么为什么人会得肝癌？最佳治疗时机又是什么时候呢？

肝癌是一种很可怕的疾病，它最终会夺去人的生命，但如果人们能尽可能多掌握一些关于肝癌的信息，就有可能战胜肝癌。

肝癌并不是每个人都会得的，它的高危人群是乙肝和丙肝患者。乙肝和丙肝都是由病毒引起的慢性肝炎，这些肝炎病毒会不断破坏人的肝细胞，同时被破坏的肝细胞又再不断进行修复，以致出现肝细胞纤维化，长此以往，人的肝就会形成肝硬化。从人们感染慢性肝炎到出现肝硬化大概需要10年的时间。当一个人的肝出现肝硬化以后，这并不意味着他的肝已经不能"工作"了，只是这时的肝功能已经大大降低。肝硬化患者每天都吃饭，肝的工作量并没有减少，肝为了能尽快完成每天的工作量，便会生产出一些新的肝细胞，但是病态的肝很容易生产出癌细胞，于是便有了肝癌。一个人从肝硬化发展到肝癌也大概需要10年的时间。

肝癌每长大一倍大概需要半年的时间，直径在3厘米以内的肝癌是非常容易治疗的。从肝癌产生到生长至直径3厘米这个阶段是肝癌的最佳治疗时间，如果人们错过这个时间就会很麻烦了，等它长到10厘米以上时就已经到晚期了，即使再怎么治疗都是徒劳无功的。

很多人认为肝脏疼痛才是有问题，然而这种想法是非常危险的。因为肝脏内部是没有神经的，即使它已经烂了一个窟窿，人们也是没有任何感觉的，而肝脏外面包了一层膜，这上面却布满了神经，只有肝脏变大撑到这个膜时，人才会感觉到疼痛。对肝癌有一定了解的人都知道，肝癌早期是很难被发现的，只有长到5~10厘米时才会有症状，因为这时肿瘤把肝脏撑大了，挤压到了肝外面的膜。因此，肝脏出问题的早期不一定会出现疼痛，人们千万不能等到肝区疼痛才想到要保护肝。

肝硬化患者要避免癌症的发生，应该注意以下四点：

一是不可胡乱进补，尤其是过于油腻的东西，因为这些食物会加重肝的负担，加速癌变的形成。

二是应该每半年体检一次，看肝脏内有无小包块。随着现代医学的发展，5毫米大小的肿瘤都可以被发现，所以肝硬化患者应该定期去医院观察自己的肝脏中有无包块。

三是早期癌变经治疗后还要定期复查，警惕其他部位有无复发。

四是查血液中的甲胎蛋白。如果数值异常升高，要警惕癌变的发生。

另外，肝脏是人体的解毒器官，要想预防癌症其重点在于减轻肝脏的负担，减少毒物刺激。在日常生活中，人们要做到不吃霉变、有毒素的食品，不要过度摄入大量高营养食品。咸菜和腌制品虽然对肝脏损害不明显，但是会伤胃，同样不宜多吃。

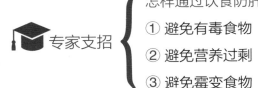

专家支招 ｛ 怎样通过饮食防肝癌？
① 避免有毒食物
② 避免营养过剩
③ 避免霉变食物

# 内分泌系统
## 第八讲　读懂你的内分泌

主讲人：纪小龙，武警总医院病理科主任，肿瘤生物治疗科主任。

**本讲看点**

扫描二维码
看本讲视频

　　人们对"内分泌失调"这个词并不陌生，比如说一个人心情不好、说几句话就会急躁，那么他身边的人就认为他可能内分泌失调了。内分泌是指机体组织所产生的物质不经导管而直接分泌于血液中的现象。人体的血压、血糖的高低都是通过内分泌系统来调控的，其调控的"执行者"就是内分泌系统分泌出的激素。激素不仅能够调控血压和血糖，还可以调节人体内千千万万种生理功能。

## ① 内分泌的"司令部"

　　垂体是内分泌的"司令部"，它位于我们的大脑中，虽然只有豆芽那么小，作用却很大。

　　人体激素有许多种，目前来说临床上能够检测到的激素有几十种。这些激素有的量多，有的量少，而且因为时间和身体环境的不同，它们的量也会发生变化。正常情况下，人体的各种激素是保持平衡的，如果由于某种原因使这种平衡被打破，就会造成内分泌失调。人体的内分泌是一个完整的系统，激素作为内分泌的"执行者"也是整体有序的。人体中的几十种激素之所以能够发挥各自的功能是因为内分泌系统有一个"司令部"——垂体。

人的身高不仅受遗传因素的影响，还受制于生长激素分泌的多少。如果一个年轻人的骨头总是很容易断，那么就可能是因为甲状旁腺激素分泌出现了问题。如果原本长相很好的成年人突然脸上的骨头高起来了，手也变粗了，总之开始变得很丑，这也是与生长激素分泌异常有关。如果一个女性异常怕冷，即使是大夏天也总是穿得很厚，这种问题最多见的原因就是甲减。产生以上这些问题的原因都与垂体功能密切相关。

在医院里，垂体方面最多见的毛病就是垂体瘤。垂体上长瘤后就会使身体的很多方面的功能变得不正常。二三十年前，临床上治疗垂体瘤得做开颅手术，而如今随着医疗技术的发展，做垂体瘤手术只需从鼻腔做一个切开，在垂体窝附近切开一个切口便可以进行手术治疗，极大地减轻了对人体的伤害。

一般来说，如果身体多个器官出现问题，做了各种检查，却总查不出具体原因，要联想到是不是垂体出了问题。垂体平时看不见、摸不着，想要知道一个人的垂体是否健康就需要去医院做磁共振或者CT检查，才能看到它的大小形态是否发生变化，从而采取相应措施。

垂体的健康对每个人来说都至关重要，因此人们应该学会保护垂体。

**万家灯火 健康提示**

　　保护垂体，调节好内分泌，有两个简单易行的小窍门：一是充分休息，避免熬夜，保证睡眠；二是注意保暖，促进血液循环。

　　另外，人们平时多去空气好、氧气充足的地方散步，既有利于血液里的氧气供应，也可以帮助内分泌紊乱的人恢复健康。

**你的脖子健康吗**

　　如果脖子上感觉有硬块，有可能是甲状腺的结节，也有可能是肿瘤，那么如何进行辨别呢？

　　在人们的脖子上有一个蝴蝶状的内分泌器官——甲状腺，它位于喉结的下方，紧贴在气管上。人的甲状腺有3~4厘米长，2~3厘米宽，不到1厘米厚，虽然它看起来很小，却是人体的"空调器"，有维持体温的作用。甲状腺通过分泌甲状腺激素来调节人体温度，而产生甲状腺激素的地方叫作滤泡。人的体温是随着外界温度变化而变化的，如果人的体温要上升，滤泡就会变大，多产生一点甲状腺激素，反之，滤泡则会变小，少产生一点甲状腺激素。假如一个人的滤泡不正常了，变大后无法再变小，那么它就会形成一个结节。

### 甲状腺的结构

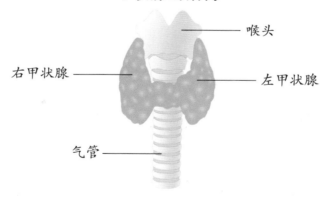

喉头

右甲状腺

左甲状腺

气管

　　在人群中，大部分人的甲状腺都会有结节，但是正常人的甲状腺结节是摸不到的，一般来说只有甲状腺鼓起花生那么大的结节时，人们才能摸得到，但是摸不出来却并不代表人们的甲状腺就没有结节。如果人们要想知道自己甲状腺的健康状况，可以去医院里做B超检查，这种方法能检查出甲状腺上大于1毫米的结节。

　　如果脖子上感觉有硬块，有可能是甲状腺的结节，也有可能是肿瘤，两者是有区别的。一般来说，肿瘤会逐渐长大，而结节短时间内不会增大，所以区别的方法很简单，第一次在医院做超声检查出有肿块后，先不要焦虑，隔三个月再检查一次，如果硬块没有增大，那么就是甲状腺结节，不用担心，如果硬块增大了，则可能有甲状腺肿瘤，应尽快就医治疗。

甲亢是甲状腺常见的疾病之一。甲亢的全称是甲状腺功能亢进，也就是甲状腺激素分泌过多的一种状况。通常有甲亢问题的人，身体会出现一些征兆：

第一，体温偏高，不怕冷，因为甲状腺激素分泌过多，所以人体温度自然会升高；

第二，食量大，体重却轻，人体的热量是通过食物来补充的，甲亢患者甲状腺激素分泌较多，体温高，所以他们要消耗的食物和热量也多，甲亢患者吃进体内的食物都转化成温度散发了，所以体重不会增加；

第三，眼球有突出的现象。

如果发现自己符合以上的几种情况，就需要尽快去医院检查。

与甲亢相对的一种疾病叫作甲减，它是甲状腺激素分泌过少导致的，一般发生在女性身上，主要症状：体温偏低，怕冷，记忆力减退，反应迟钝，智力下降等。

在四五十年以前，我国一些偏远地方的人们还容易出现一种"大脖子病"，又叫"粗脖子病"，它也是甲状腺的一种常见疾病，是由于缺碘引起的。对于甲状腺来说，碘是一把双刃剑，缺碘容易造成甲状腺肿大，但是碘摄入过多，又容易形成甲状腺的结节，甚至是甲状腺的肿瘤。为了保护甲状腺，人们一方面在买盐的时候要选择加碘盐，另一方面又要做好控盐工作，避免盐吃得过量。

# ❸ 起死回生的体内"灵丹"

> 如果一个人的血压太低，血液无法流动时，人就有生命危险了，医护人员在这时给他注射肾上腺素，那么他便会"活"过来，所以说肾上腺素是人体内能够起死回生的"灵丹"。

肾上腺是人体内分泌系统中非常重要的一个器官，由于位于两个肾脏的顶上方，像是给肾戴了一顶帽子，所以叫作肾上腺。肾上腺最外面的一层叫皮质，里面的部分叫髓质。这两者在结构和功能上均不相同，实际上是两种内分泌腺。肾上腺皮质分泌的皮质激素分为三类，即盐皮质激素、糖皮质激素和性激素。肾上腺髓质主要分泌肾上腺素和去甲肾上腺素。前者的主要功能是作用于心肌，使心跳加快、加强；后者的主要作用是使小动脉平滑肌收缩从而使血压升高。

正常情况下，不论是肾上腺皮质还是髓质所分泌的激素都要保持平衡，既不能多又不能少。如果有一种激素分泌不正常，人就会出现问题。例如，有些不在青春期的人脸上也会长痘痘，并且这些痘痘会长得特别粗、特别鼓，这就是皮质激素分泌过多造成的。皮质激素分泌过多还会使人饭量大增，因此人就会肥胖，但这种肥胖有一个明显的特点就是人的脸和后背会很胖，出现医学上说的"满月脸"和"水牛背"。相反，如果一个人的皮质激素分泌过少，那么他就会又瘦又小，既不想吃饭，又没有力气，总是觉得浑身不舒服。

肾上腺素对人们来说非常重要，当体内的肾上腺素分泌不正常时，血压就会出现问题。首先，在高血压人群中，有少数人的高血压是由于肾上腺素分泌过多造成的。这些人一般比较年轻，但血压却很高，可达到180~220毫米汞柱。这种高血压不是持续性的，它会随着肾上腺素含量的变化而变化。

肾上腺在人体内被腹部和腰肌保护着，因此一般很少受到外力损伤。肾上腺每天都要分泌各种人体所需的激素，其功能很容易受到人们饮食习惯的影响。

第一，酒精会刺激肾上腺分泌过多的肾上腺素，使人的血压升高，长期饮酒的人还会使肾上腺的髓质出现增生，髓质增生后，即使人们不喝酒也会产生大量的肾上腺素，使血压保持在较高水平。

第二，咖啡和酒一样会让肾上腺分泌过多的肾上腺素，使血压保持在较高水平。

第三，口渴会使体内的血液量减少，这同时会影响肾上腺激素的正常分泌。

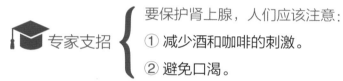

专家支招 { 要保护肾上腺，人们应该注意：
① 减少酒和咖啡的刺激。
② 避免口渴。

肿瘤是肾上腺的另一个常见问题，不过在临床上约有99%的肾上腺瘤是良性的，因此人们被检查出肾上腺瘤后不要太过紧张。酒、咖啡的刺激以及口渴是引起肾上腺瘤的一大原因，因此人们一定要少喝酒和咖啡，并随时注意补充水分。另外，要预防肾上腺瘤，人们还可以定期去医院做CT、B超和磁共振等检查。

**内分泌失调怎么办**

　　卵巢产生雌激素和孕激素等，但它会因受凉、外界刺激、血液不足、生气吵架等原因而造成分泌失调。

　　女性是内分泌失调的高发人群，常见症状有月经不调、卵巢囊肿、潮热出汗、焦虑易怒等。身体健康的女性月经都应该是规律的，假如月经经期长短不一，周期不规律，或者经量忽多忽少等，都属于月经不调。

　　一般来说，月经周期大约为28天，在这段时间内，卵巢会产生两种不同的激素来促进月经的形成，前14天卵巢会产生雌激素，后14天卵巢会产生孕激素。雌激素会使子宫内膜增厚，孕激素会使增厚的子宫内膜变松软，这样便有利于受精卵着床。然而，当女性子宫内没有受精卵时，又厚又软的子宫内膜则会脱落流出体外，这就形成了月经。

　　有些女性月经推迟最多见的原因是产生了过多雌激素，结果孕激素分泌不够，导致子宫内膜无法脱落。孕激素分泌过少，最根本的原因是卵巢出现了问题。相反，有些女性一来月经总是出血不止，甚至有的人还会有生命危险，这是因为雌激素分泌过量造成的。卵巢问题也是雌激素分泌过多的最根本原因。还有的人到了四五十岁时月经周期不规律、经量忽多忽少，但无论是怎么样变化，问题都出在卵巢上。

　　卵巢对女性来说非常重要，现在许多美容院还特别推出了有关卵巢保养的项目，如精油推拿按摩卵巢。其实，女性保护卵巢，靠精油、按摩效果不明显，因为按摩时会隔着一层厚厚的肚皮并且卵巢也比较小，按摩很难起到作用。卵巢的营养是从血液中来的，所以女性可在天气寒冷时，将小暖炉放在肚子上，这样可以让血液循环更流畅，从而促进相应的激素分泌。

　　卵巢囊肿是卵巢最常见的疾病。卵巢每个月都会形成一个成熟的卵细胞，在卵细胞没成熟之前，它会被卵巢外面的膜包着，成熟后便会冲破这个膜被排出卵巢，然而当卵细胞成熟后没有被排出，就会在卵巢中形成一个囊，变成囊肿。被诊断出有卵巢囊肿的女性可3个月后去复查，看囊肿大小是否有变化。有些女性卵巢囊肿会慢慢被吸收。或者本来没有，多了一个，或两个，这些都不严重。但如果囊肿变大了，就该警惕是不是肿瘤，因为卵巢囊肿和肿瘤在影像检查中看起来很像，区别在于肿瘤会不断变大。卵巢肿瘤在1~2厘米时是基本上可以治愈的，但如果治疗不及时，后果会很严重。

女性到了更年期时，还会出现潮热出汗、焦虑易怒等问题，这也跟卵巢有关。卵巢分泌的雌激素和孕激素除了与月经有关外，还影响女性的乳房、皮肤、毛发、骨头等，甚至包括情绪。女性进入更年期后，卵巢分泌雌激素和孕激素会变得不规律，这便会影响她们全身的变化，情绪也会受到相应的影响。另外，有些女性特别担心卵巢早衰，因为卵巢早衰后，皮肤会变得不好，人也会变得不漂亮。卵巢是内分泌系统的一部分，它受垂体的控制。垂体会产生促性腺激素，就是促进卵巢产生激素的激素，如果垂体不产生这种激素了，卵巢也就不能分泌激素，因此要想保护卵巢就应该从垂体上下功夫。保护垂体，最基本的是保证它的供血、供氧。

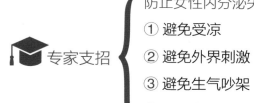

专家支招

防止女性内分泌失调要特别注意：
① 避免受凉
② 避免外界刺激
③ 避免生气吵架
④ 保证良好的血液循环

# 第九讲　战胜糖尿病

主讲人：向红丁，北京协和医院糖尿病中心主任。

## 本讲看点

扫描二维码
看本讲视频

糖尿病在英语中被称作DM，即Diabetes Mellitus 的首字母缩写，D是多尿的意思，M是甜的意思，所以西医认为糖尿病即甜性多尿。中医把糖尿病称作消渴，即消瘦加上口渴。如果糖尿病患者病情控制不好，很可能出现急性并发症威胁生命，如果长期病情控制不好也会引起慢性并发症。

若是人们能在糖尿病早期及时采取治疗措施，便能推迟糖尿病对身体的危害。

## ① 发现糖尿病的蛛丝马迹

糖尿病是一种危险性很高的疾病，但仍有许多人对它的认识不够。人们得了糖尿病以后究竟会有哪些表现呢？弄清楚这个问题，对人们预防和治疗糖尿病都有很大的帮助。

糖尿病会引起血糖升高，这与人体内胰岛素的分泌异常有关。在胃的后面有一个重要的脏器叫作胰腺，它就是胰岛素的分泌器官。虽然胰腺没有胃那么大，但是它的功能是非常重要的，它99%的作用是分泌消化液帮助人体消化食物，另外1%的作用就是分泌胰岛素来降低血糖。胰岛素是人体内唯一的降血糖的激素，而其他的激素都是升糖的多，降糖的少。

糖尿病患者有四大典型表现：

第一，糖尿病的典型表现是"三多一少"，即喝得多、吃得多、尿得多

## 人体胰腺所处的位置

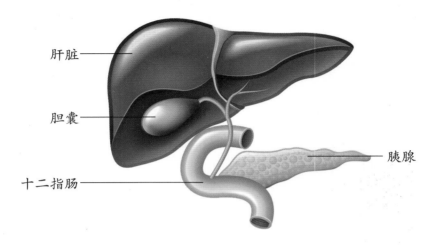

和体重下降。吃喝拉撒不仅仅是日常琐事，还是重要的健康指标，尿的问题对于糖尿病患者来说更是头等大事。对于正常人来说，他们每天的排尿次数都是差不多的。如果一个人原来每天尿10次，而现在却12次、13次或者更多，特别是他以前不起夜，现在夜里却必须起来，这就是一个多尿的表现。然而，尿次多并不一定就是糖尿病引起的，尿频也会出现这个问题，因此人们应该弄清楚自己尿次多究竟是尿频还是糖尿病。喝得多也是糖尿病的一个症状，正常人一天大概喝1200~2400毫升水，如果超出这个标准，那么就可以看作多饮。有一种说法叫作"三十三大转弯"，即33岁是人体的一个巅峰，之后人就开始走下坡路。人到33岁以后，食量会逐渐减少，如果一个33岁以上的人突然食量大增，却体力不好，或体重下降，那么他就应该考虑自己是不是得了糖尿病。

第二，餐前低血糖也是糖尿病的典型表现。有的人可能觉得很奇怪，糖尿病患者明明是高血糖，他们怎么可能还会低血糖啊。其实，餐前低血糖是很多糖尿病患者的早期表现。糖尿病患者一般在午餐和晚餐前容易出现餐前低血糖，特别是晚餐前。这是因为他们的胰岛素分泌较慢，胰岛素高峰和血糖高峰不同步，血糖低的时候，胰岛素高，引起餐前低血糖。如果一个人总是觉得餐前饥饿难忍，一定要小心糖尿病。

第三，视力下降也是糖尿病的典型表现之一。糖尿病会使人体全身器官受到影响，其中危害最大的就是眼睛。糖尿病人可能会患青光眼、白内障、视网膜出血等。一个老年人如果不知道自己有没有糖尿病，却突然出现视力下降特别明显时，就需要警惕糖尿病的发生。

第四，皮肤病变是糖尿病的又一典型表现。糖尿病患者皮肤有了伤口后不好愈合，且特别容易感染。有些病人，特别是男性病人，他的小腿前面的一块地方老是一块一块的黑斑，即胫前黑斑，这属于糖尿病的皮肤病变之一。

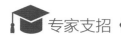 专家支招

> 如何发现糖尿病？
> ① "三多一少"，即喝得多、吃得多、尿得多、体重下降
> ② 餐前低血糖
> ③ 视力下降
> ④ 皮肤病变

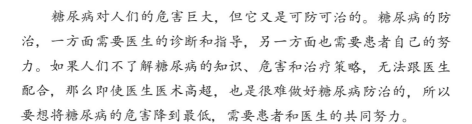

万家灯火 健康提示

　　糖尿病对人们的危害巨大，但它又是可防可治的。糖尿病的防治，一方面需要医生的诊断和指导，另一方面也需要患者自己的努力。如果人们不了解糖尿病的知识、危害和治疗策略，无法跟医生配合，那么即使医生医术高超，也是很难做好糖尿病防治的，所以要想将糖尿病的危害降到最低，需要患者和医生的共同努力。

# ❷ 你是糖尿病高危人群吗

> 高危人群即患糖尿病风险高的人群，糖尿病是需要全民预防的疾病，因为谁都不敢保证自己不得糖尿病，尤其是高危人群更需要预防。

在人群中，糖尿病高危人群患病的危险性很高，那么到底符合哪些标准的人才属于糖尿病高危人群呢？

第一，年龄超过40岁的人，哪怕他血糖正常，也是高危人群。

第二，有糖尿病家族史的人，因为糖尿病是有遗传性的，所以家里长辈有糖尿病的人其子女患糖尿病的风险很高。

第三，肥胖也是糖尿病的致病因素之一，而且肥胖的人比不胖的人得糖尿病的概率高三倍。

第四，高血糖患者和患过高血糖的人，这些人如果不注意预防很容易患糖尿病。

第五，生巨大儿（大于4千克）的女性，这些人怀孕时营养特别充分，自己用不了，便会使营养积累到胎儿的身上，造成胎儿又大又胖。

第六，出生时体重低于2.5千克的人，生了巨大儿的母亲可能会患糖尿病，但是孩子也不是生的越小越好，出生时体重低于2.5千克的人长大了容易得糖尿病。

第七，代谢综合征患者，哪怕血糖正常也是很容易得糖尿病的。

代谢综合征，简单地说就是多种代谢紊乱集于一身。有代谢综合征的人患糖尿病的机会比其他人更多，此外代谢综合征还容易引起冠心病、脑血栓、高血压、脂肪肝、痛风和癌症等。大概有两类癌症和代谢综合征有关，一类是消化系统的癌症，如食管癌、胃癌、肝癌、胆囊癌、胰腺癌、肠癌等；另一类是和性激素相关的癌症，如前列腺癌、子宫内膜癌、乳腺癌等。总的来说，代谢综合征对人体的危害是极大的，人们应该注意预防代谢综合征的发生。

要想预防代谢综合征，人们就必须弄清楚代谢综合征的病因。

造成代谢综合征的主要原因是肥胖，大量摄入热量密集性食品和日常缺乏运动最容易引起人们肥胖，所以要想预防代谢综合征，就必须管住嘴，迈开腿，另外在饮食上还应该少吃肥甘厚味。

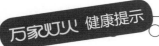专家支招

如何判断自己是否为代谢综合征?

① 超重或肥胖

② 高血压

③ 高血糖

④ 高血脂

⑤ 高尿酸血症

⑥ 脂肪肝

⑦ 高尿白蛋白

⑧ 高胰岛素血症

⑨ 血液黏稠度高

如果有以上3个，就可诊断为代谢综合征。

万家灯火 健康提示

糖尿病人和代谢综合征患者在锻炼时应该讲究方法:

第一，应该持之以恒，每周锻炼5天以上，每次锻炼30分钟。

第二，在锻炼强度上应该适可而止，每次锻炼时应该时刻把握自己的心率，一般来说，锻炼时的心率应该低于用170减去自己的年龄得出的数值。

第三，糖尿病人和代谢综合征患者应该进行有氧运动，锻炼时应充分吸收氧气，身体微微出汗。

**糖尿病的诊断和类型**

> 疑似糖尿病患者去医院体检后，医生会给出一张化验单，然而大部分人是看不懂这张化验单上的数值的。实际上，人们要想知道自己是不是糖尿病的判断方法很简单，只要通过血糖进行判断即可。

一般来说，判断一个人是不是患有糖尿病需要做两个血糖检查，一个是空腹血糖，另一个是餐后两小时血糖。空腹血糖是指早饭前的血糖，有些人搞不清楚空腹血糖的概念，于是认为午饭和晚饭前的血糖都算空腹血糖，这都是不对的。餐后两小时血糖则是从吃饭开始算起的两小时后的血糖，因为人们进食的同时也开始消化，这时的血糖也随之升高，所以从吃饭开始算起的两小时后血糖是准确的。

空腹血糖的关键数字是6.1毫摩尔/升和7.0毫摩尔/升，餐后两小时血糖的关键数字是7.8毫摩尔/升和11.1毫摩尔/升，两项检测都小于第一个数字，就是正常血糖；要是空腹血糖大于7.0毫摩尔/升或者餐后两小时血糖大于11.1毫摩尔/升，只要出现一个，就是糖尿病了。介于两者之间是糖尿病前期。

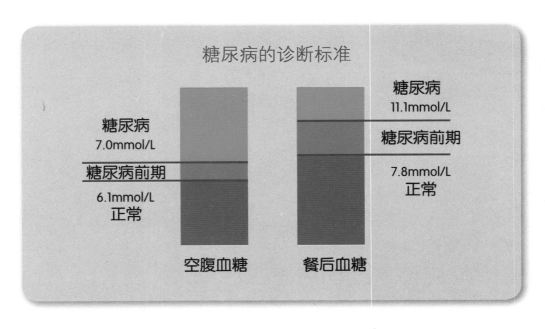

糖尿病的诊断标准

糖尿病 7.0mmol/L
糖尿病前期
6.1mmol/L
正常
空腹血糖

糖尿病 11.1mmol/L
糖尿病前期
7.8mmol/L
正常
餐后血糖

在糖尿病的治疗上，每个人的治疗方案是不尽相同的，因为糖尿病有不同的类型。糖尿病主要可分成四种类型：1型糖尿病、2型糖尿病、其他特殊类型的糖尿病和妊娠糖尿病。

1型糖尿病原被称作胰岛素依赖型糖尿病，这类糖尿病多发生在小孩和青少年身上，属急性病，患者需依赖胰岛素而活着，不打胰岛素就会死。在糖尿病患者中1型糖尿病是不太多的，在中国所有糖尿病患者中约有9%的患者是1型糖尿病。

2型糖尿病原被称作非胰岛素依赖型糖尿病，多发生在中老年人身上，多为慢性病，它占中国糖尿病患者总数的90%左右，且遗传性比1型强。

其他特殊类型的糖尿病则是由别的病导致的糖尿病，如坏死性胰腺炎把胰腺破坏了，没法分泌胰岛素，人就患上了糖尿病，或是胰腺长肿瘤，把胰腺切除了，也会引起糖尿病。这类病人非常少，占中国糖尿病患者总数的1%。

妊娠糖尿病发生在怀孕的女性身上，研究发现孕妇怀孕到第六个月的时候，有三分之一的人血糖不正常，这些人生完孩子后，血糖便恢复正常，但她们以后再得糖尿病的机会还是很大的。

妊娠糖尿病是妊娠在前，糖尿病在后，也就是说是怀孕后才发现的糖尿病，另外还有一种情况叫作糖尿病妊娠，这是糖尿病妇女怀孕产生的，糖尿病在前，妊娠在后。对于孕妇来说，如果血糖高，就需要采取必要措施来保护大人和孩子的安全，否则如果孕妇有糖尿病，又没有被发现，大人则容易妊娠中毒，孩子也会发生危险。

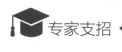专家支招 { 孕妇到怀孕第六个月时都应该去检查血糖：
如果血糖升高，要采取必要的措施保护大人和孩子的安全。

**预防糖尿病关键五句话**

> 糖尿病及其并发症对人体的健康危害巨大，好在它是一个可防可治的病，因此目前没有得糖尿病的人对如何预防糖尿病应多加关注。

当下，中国人患糖尿病的人越来越多。中国糖尿病的特点可以总结为三句话：第一句话是病人剧增；第二句话是危害巨大，特别是糖尿病并发症的危害，可使人残疾或造成死亡；第三句话是可防可治。要预防糖尿病，人们首先应该对中国糖尿病的流行原因有一个正确的认知。

我们知道糖尿病是遗传因素和环境因素长期作用的结果，从遗传因素上看，中国人是容易得糖尿病的。因为中国曾经是处于长期贫穷状态的，这就使中国人体内形成了一种节约基因，有这种基因的人可以吃一天饱饭，两天挨饿而饿不死，所以大部分中国人因此活了下来。改革开放后，中国逐渐富裕起来，人们的生活水平也不断提高，然而节约基因却从一个"好的基因"变成一个"坏的基因"，使人非常容易发胖，人肥胖以后就会容易发生糖尿病。

从环境因素上来看，中国糖尿病流行的原因主要有四个：

一是生活水平提高造成人体重增加。

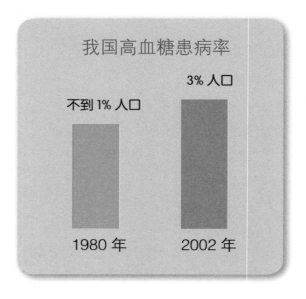

二是人均寿命延长，1949年前中国的平均寿命是35岁，而40岁以上的人才容易得糖尿病，如今中国已进入老龄化社会，所以糖尿病患者多见也是不可避免的。

三是医疗条件改善使糖尿病的发现率提高，同样也使糖尿病的发病率提高了。

四是不健康、不科学的生活方式，如对糖尿病无知、吃得太多、运动太少、心理应激增多等都会导致糖尿病多发。

从糖尿病的发病原因上来说，一方面，在遗传因素上，现在的科学水平尚未达到更改节约基因的程度，人体基因和环境改变不相适应的现状仍然长期存在；另一方面，四大影响糖尿病的环境因素，人们唯一能改变的只有不健康、不科学的生活方式，只要做到这一点，便可以在很大程度上起到预防糖尿病的作用，也就是说养成健康的生活方式可以预防糖尿病。

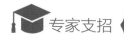专家支招

养成健康生活方式的五个要点

① 多懂一点：知道一些关于糖尿病的知识。

② 少吃一点：在日常生活中注意控制饮食。

③ 勤动一点：注意运动。

④ 放松一点：处理好应激，放松心情。

⑤ 药吃一点：在必要时需服用一些药物。

万家灯火 健康提示

近年来发现，糖尿病并不是一个孤立的疾病，它跟别的疾病是有关联的，如高血压、高血脂，甚至是血糖黏稠度高的人都容易得糖尿病，所以当人们患有血压、血脂及其他代谢紊乱疾病时，需要及时用药来预防糖尿病。

# 5 控制糖尿病的"五驾马车"

得了糖尿病并不可怕，只要患者能够控制好病情，远离并发症，他们也可以像正常人那样颐养天年。

1980年，我国糖尿病的发病率不过是0.67%，90年代初上升为2%，到90年代末达到3%，而现在已达到6%。但这组数据并不代表我国预防糖尿病没有成果，如果没有采取必要的预防措施，我国糖尿病患者可能已达到1亿人了。

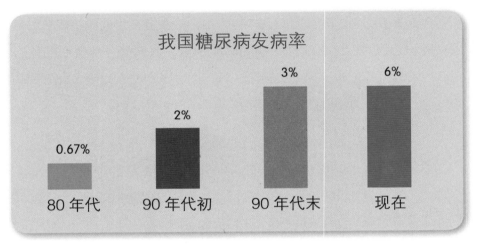

在控制糖尿病的问题上，医学上有一个"马拉车"的治疗方案。第一个提出"马拉车"治糖尿病的人是美国的焦斯林，他说自己常把同糖尿病作斗争的病人比作是古代战车上的战士，他们所驾驭的战车是由三匹战马牵引的，这三匹战马分别是饮食疗法、胰岛素疗法和运动疗法，这便是焦斯林治疗糖尿病的"三驾马车"疗法。相对于焦斯林的"三驾马车"疗法，我国有一个"五驾马车"疗法，第一个提出"五驾马车"的人是已故糖尿病专家蒋国彦，他提出心理治疗、教育治疗、饮食治疗、运动治疗和药物治疗，共同构成治疗糖尿病的"五驾马车"。北京协和医院向红丁教授在这"五驾马车"的基础上，进一步提出一个新的"五驾马车"疗法，即教育和心理治疗、饮食治疗、运动治疗、药物治疗和监测治疗。

| 控制糖尿病的方法演变 | |
| --- | --- |
| 焦斯林提出的"三驾马车" | 饮食、胰岛素、运动 |
| 蒋国彦提出的"五驾马车" | 心理、教育、饮食、运动、药物 |
| 向红丁提出的"新五驾马车" | 心理和教育、饮食、运动、药物、监测 |

饮食治疗是糖尿病治疗的基础，有些糖尿病患者是不需要吃药，也不需要打胰岛素的，只需要控制饮食就可以，而且没有一个糖尿病患者是不需要饮食控制的。糖尿病患者在饮食上应该注意以下六点：

一是控制总热量，每天进食的主食与副食及油脂的总热量不能过高。

二是合理配餐，世界卫生组织对健康饮食提出过一个原则，即人们每天进食的比例应为碳水化合物55%、脂肪25%、蛋白质20%是比较合适的。

三是少量多餐，不仅是糖尿病患者，老年人也应该少量多餐。

四是多吃高纤维的食物，如水果、蘑菇、粗粮等。

五是清淡饮食，就是饮食应该少油、少盐。

六是戒烟限酒，戒烟是因为吸烟能升高血糖，诱发糖尿病，且能诱发并发症，所以糖尿病患者应该戒烟；限酒就是糖尿病人如果喝酒应限量，38度以上的白酒一天不超过50毫升，38度以下的低度酒不超过75毫升，干红或者干白不超过200毫升。

另外，糖尿病需要用"五驾马车"综合治疗，没有哪一种方法能单独解决糖尿病及其并发症的问题，所以综合治疗才是糖尿病最好的治疗方法，这样才可以使患者与疾病共存。

# 6 糖尿病人怎么吃

生活中，许多糖尿病患者在饮食治疗方面存在一些疑问，比如得了糖尿病到底能不能吃糖？其实，糖尿病患者没有什么绝对不能吃的东西，关键是看吃的量。

糖尿病患者不是不能吃糖，而是不能吃大量的糖，如果吃像米粒那么大的糖是对身体毫无影响的。糖尿病人在血糖控制比较好的时候，也可以吃一些水果，但是在吃水果时应该注意以下几条原则：

第一，不要吃太甜的水果，如香蕉、苹果、柿子等水果含糖量较高，不适合糖尿病人吃，可适当吃些梨、橘子和桃。

第二，不要在饭后吃水果，因为糖尿病人本来饭后血糖就高，如果还在饭后吃水果，那么他们的血糖将会更高，他们比较适合在两顿饭之间饿的时候加餐吃水果。

第三，吃水果的量不宜过大，吃梨、橘子、桃等水果时，糖尿病人应选中等大小的，吃一个即可。

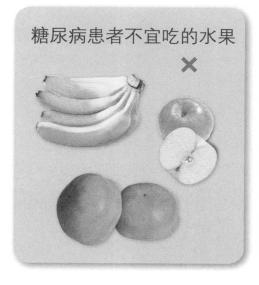

糖尿病患者不宜吃的水果 ✕

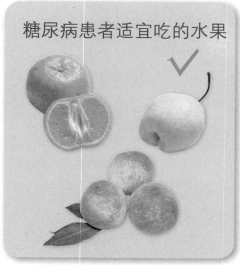

糖尿病患者适宜吃的水果 ✓

在水果中，西瓜可清热利湿，被许多人认为是糖尿病人的理想食物，所以许多人觉得吃西瓜可以治疗糖尿病，所以会多吃西瓜。其实，这种做法是不太科学的，因为西瓜毕竟是含糖的。从理论上讲，糖尿病人在病情控制得很好的时候吃点西瓜是可以的，但是也不能多吃，因为西瓜的含糖量和其他水果的含糖量差不多，所以糖尿病人吃西瓜也需要适量。如果糖尿病人家里有小孩，最好将西瓜中间没有籽最甜的部分让给孩子吃，自己吃靠近瓜皮的部分，这样吃西瓜会比较安全。

报纸上曾刊登出一篇题为《一个哄了我们十几年的谎话》，主要内容是讨论南瓜到底能不能治疗糖尿病的问题。南瓜虽然比较甜，但它的含糖量并不是特别高，且它所含的糖不是葡萄糖，所以糖尿病人少吃一些是没有什么大碍的。但是人们要想依靠吃南瓜来治疗糖尿病是不现实的。同样道理，冬瓜、苦瓜含糖量较低，也适合糖尿病患者食用，但说它们可以降血糖则是夸大其辞了。

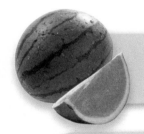

【西瓜】清热利湿，糖尿病人可以适量吃。

【南瓜】含糖量不太高，适合糖尿病人食用。

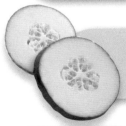

【冬瓜】含糖量不高，清热利湿，适合糖尿病人食用。

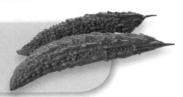

【苦瓜】苦寒、利湿，适合糖尿病人食用。

在饮品方面，咖啡、牛奶和豆浆都是比较适合糖尿病人饮用的。

现在，喝咖啡的人越来越多，因为咖啡能提神醒脑，所以它受到许多上班族的青睐。同时，咖啡还有促进血液循环的作用，所以糖尿病人可以喝咖啡，但是喝咖啡时不能放糖，可以放甜味剂调味。

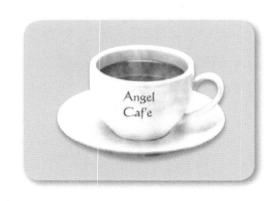

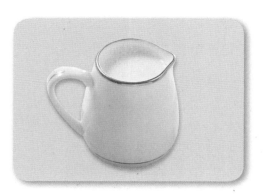

牛奶是非常适合糖尿病人饮用的，因为它含有丰富的蛋白质。糖尿病会使人体内蛋白质流失，牛奶能够补充蛋白质，且它的含糖量不高，主要含的是乳糖，对血糖的影响不大。

豆浆是中国人常喝的饮品，它含糖量不高，含钙质没有牛奶那么高，但是它含纤维素比较高，所以豆浆也是非常适合糖尿病人饮用的。不过，尿里有蛋白的糖尿病人不适合大量喝豆浆。

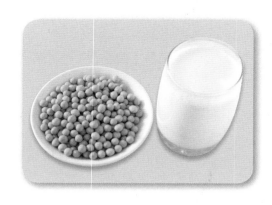

## 监测糖尿病五大指标

糖尿病人要想和正常人一样活到正常寿命而且还不发生严重并发症，既需要用药、控制饮食和锻炼身体，还需要经常进行监测。那么，您知道糖尿病治疗要经常监测哪些指标吗？

第一，血糖是必须监测的，建议糖尿病人可买一个血糖计在家搁着，这样可方便他们随时监测血糖。监测血糖是很有讲究的，应该查血糖谱，至少包括早晨空腹血糖、早餐后两小时血糖、午餐后两小时血糖和晚餐后两小时血糖四项内容。一般来说，查血糖谱一周做一天就够了。

第二，糖尿病人要查糖化血红蛋白，它是糖和血红蛋白结合的一个产物，能够反映糖尿病人最近两三个月的整体血糖情况。糖化血红蛋白只需每季度测一次即可。

第三，尿常规也是糖尿病人每个季度都应该测一次的。很多人认为，糖尿病其实就是一个"糖"字在作怪，所以他们认为只要查清楚血液中的含糖量，便可摸清病情，无需检查尿常规。这么认为就大错特错了。因为查尿常规不止是看尿糖，还需要看尿里有没有酮体，它能反映病人有没有急症；看有没有红细胞，它能反映病人有没有泌尿系统感染；看有没有蛋白，它能反映病人肾脏有没有受影响。

第四，糖尿病人还需每个季度测一次血压和体重。如果血压和体重偏高，那么就需要及时采取措施把它们降下来。如果一次监测的结果不高，并不代表可以不用再查，因为谁都不能保证他的血压和体重不会上升。

第五，血脂、血黏度、眼底、心电图、肝功能和肾功能需要糖尿病人每年都测一次。

总的来说，糖尿病人监测指标也要根据病人病情的轻重，如果一个人病得越厉害，那么他应该查得越勤。

## 如何避免并发症

> 随着人们生活水平的提高，患糖尿病的人也越来越多。其实，糖尿病并不可怕，但是它所引起的并发症却会让人丢掉性命。

许多糖尿病人都知道"得了糖尿病就会得冠心病"的说法，这不是危言耸听，糖尿病人主要的死亡原因就是冠心病。在没有糖尿病的人群中，从性别的角度来说，女性自身存在先天优势，她们的冠心病死亡率比男性低；但在糖尿病人中，女性的死亡率则高于男性。因此，患糖尿病的女性切不可对冠心病心存侥幸心理。

糖尿病足也是糖尿病的并发症之一，它是指糖尿病患者足部由于神经病变使下肢保护功能减退，大血管和微血管病变使动脉灌注不足致微循环障碍而发生溃疡和坏疽的疾病状态。糖尿病足是糖尿病的一种严重并发症，是糖尿病患者致残，甚至致死的重要原因之一，不但给患者造成痛苦，而且使其增添了巨大的经济负担。此外，糖尿病足不一定发生在糖尿病人的脚上，也会发生在别的地方，比如有的病人会出现手的坏死。

为避免糖尿病足给病人带来的危害，糖尿病人要善于保护自己的脚。

第一，应该勤观察自己的脚，经常查看自己脚底有无异常。若病人脚一垂地就变得紫红紫红的，则说明血管不通；若病人躺在床上，把脚抬起抬高后，脚变得苍白，则说明动脉不通。脚上毛发比较重的人，可以看看自己脚上的毛发还在不在，如果毛都脱落了，则说明脚的营养很差，很容易出问题。另外，还可以摸摸脚背上的足背动脉，如果它搏动特别弱，也很容易出问题。

第二，不穿太紧的鞋，最好穿懒汉鞋，也可以穿不太紧的皮鞋。

第三，经常观察鞋里有没有异物。如果鞋里有东西，糖尿病人往往感觉不到，很容易就会把脚磨破了。糖尿病人受伤后，伤口不易愈合，且容易感染，有时一个小小的伤口便会造成严重的后果。

第四，在睡觉前注意周围的环境。因为糖尿病人脚部感觉不灵敏，如果睡觉时将脚放在暖气上,很容易把脚烫坏,造成糖尿病足。

第五,可以温水足浴。糖尿病人足浴配方及制作方法:取红花、赤芍、川芎、当归各10克,将所有药材先用冷水浸泡并煎煮,煮成1500~2000毫升药汁,让滚烫的药汁冷却到比脚温略低即可。长期用来泡脚,能起到活血化瘀、防治糖尿病血管病变的作用。

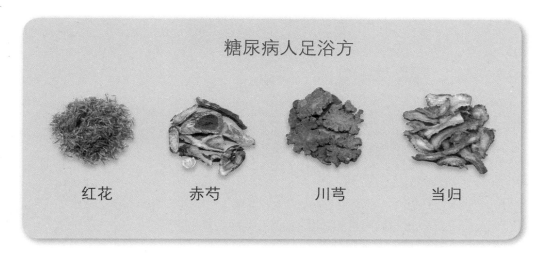

很多人都知道,糖尿病引起的并发症有很多,如果不加以控制,除了糖尿病足、视网膜出血、肾病等可怕疾病也会接踵而来。糖尿病人要想避免视网膜出血和肾病,就需要做到三点,即控制血糖、控制血压和戒烟。

糖尿病眼病包括角膜溃疡、白内障、青光眼、玻璃体混浊、视网膜出血等。对糖尿病人来说最严重的病变不是白内障,也不是青光眼,而是眼底出血。因为出血以后就形成斑痕,斑痕就会形成牵拉收缩,如果一边拉着视网膜,另一边拉着玻璃体,就把视网膜拉下来了,就会造成双目失明。现在中国糖尿病患者双目失明的主要原因之一是眼底病变。

糖尿病的眼底病变大概可以分成五期:

第一期,正常眼底,眼底检查结果正常。

第二期,微血管瘤,就是血管上有小的疙瘩,这不是真正的瘤子,是血管绕在一块儿了。

## 眼睛的结构

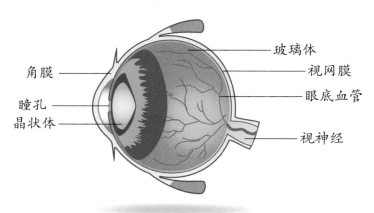

玻璃体

视网膜

眼底血管

视神经

角膜

瞳孔

晶状体

第三期，硬性渗出，就是血管瘤比较多，而且造成了硬性渗出。

第四期，软性渗出，就是渗出物边缘不是特别清楚，毛毛糙糙的，像毛玻璃或者棉花状。

第五期，严重的增殖性视网膜病变，就接近失明了。

糖尿病的眼底病变到了第四期以上，就很难恢复了，因此在早期时就需要注意。

糖尿病还会引发肾脏病变，是造成尿毒症的一个主要原因。肾脏病变是一个慢慢发展的过程，那么糖尿病患者怎样才能发现有没有肾脏病变？答案是查尿的微量白蛋白，如果微量白蛋白超过正常值，就是早期肾病。如果这时好好治疗，还能够让微量白蛋白恢复正常，如果再不好好控制，尿蛋白越来越多，就变成大量蛋白尿了。这时的肾病已经不可能完全逆转了，而且血压也开始明显升高。

糖尿病肾病可以用血液中肌酐数值来评价，如果肌酐超过2毫克/分升叫作肾功能不全，超过5毫克/分升叫作肾功能衰竭，超过8毫克/分升叫作尿毒症。当发生大量蛋白尿时，饮食上要控制植物蛋白，比如豆腐等，以免继续加重肾脏负担。糖尿病患者要想避免发生严重肾病，应该在没有症状时就控制好血压、血糖，并戒烟，以免最后发生不能恢复的肾脏病变。

# 耳鼻喉、口腔
# 第十讲　小器官，大健康

主讲人：高下，南京肿瘤医院耳鼻喉科主任医师。

## 本讲看点

扫描二维码
看本讲视频

耳鼻喉科是医院门诊的科室之一。耳、鼻、喉这三个器官都属于头面部，其对人体的作用各不相同，但是因为这三个器官的功能和结构都是相连的，所以它们可以说是一个整体。耳朵、鼻子和咽喉这三个器官虽然看起来小，但是它们的作用和健康状况却是不容忽视的。

## 1 不能忽视的耳健康

生活中，许多人喜欢掏耳朵，这个习惯很容易引起耳道受伤，如果再挖得深一些，还可能损伤鼓膜，最后造成严重的中耳损伤。

耳朵是人体的听觉器官。总的来说，人们对耳朵的认识存在以下四大误区：

误区一：耳朵痒了就挖。一般耳朵内的耵聍（俗称耳屎）是可以自己脱落排出的，如果一定要清理耳朵，要用软性的器具，挖耳频率也不要太高，另外，耳朵持续地痒，一定要去找医生咨询，自己擅自挖耳很有可能造成严重后果。

误区二：耳朵鼓膜破了一定会聋。鼓膜是形成听力的重要结构之一，一旦损伤，会导致听力下降，但并非完全失去听力，鼓膜损伤也是可以修复的，所以鼓膜损伤后耳朵不一定会聋。鼓膜损伤会带来一定的听力问题，影响人们的正常生活。要想保护鼓膜不受损，人们应该注意以下几点：一是避免挖耳过深，穿透鼓膜；二是避免外耳遭受重击；三是避免鼓膜受到很强的冲击波而造成穿孔；四是避免中耳炎。

## 耳朵的结构

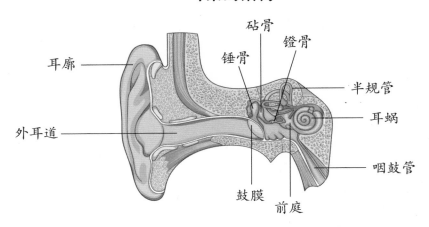

砧骨
镫骨
锤骨
耳廓
半规管
耳蜗
外耳道
咽鼓管
鼓膜
前庭

误区三：耳朵痛，滴点消炎药即可。如果是炎症引起的耳痛，可以在医生指导下清洁耳朵后使用消炎滴耳液。耳朵进水后，一般的健康耳朵可以自行排出水分，如果是油性耳朵，或者有耵聍栓塞、鼓膜穿孔的耳朵，一定要避免进水，否则会引起中耳炎造成疼痛。

误区四：耳朵痛自己会恢复。耳痛分很多种，严重性有大有小。如果你感觉自己的耳外有放电式疼痛，一般可以自愈。如果是耳内有放电式疼痛，或者是耳朵深部长时间放射性的钝痛，可能与颅内炎症或肿瘤有关，要尽快就医。

有些人特别是年轻人喜欢用耳机来听音乐，如果一个人长期使用耳机会影响听力，无论是入耳式耳机还是外耳式耳机。要想保护听力，人们戴耳机时的音量一定不要超过60分贝，连续使用时间也不要超过一个小时。

随着年龄的增长，听力的退化是不可逆的。通过补充维生素可以保护听力系统，减缓听力退化。老年性耳聋最好佩戴助听器，使用助听器时，最好双耳都佩戴，通过正规的检测后，选择佩戴的种类。另外，助听器最好持续佩戴，在晚上睡觉的时候拿下来即可。

随着医疗水平的提升，现在不论是老年性耳聋，还是先天性耳聋，或是传导性耳聋，都可以通过手术的方法来解决——植入人工电子耳蜗，这种方法可以让完全聋的人恢复听力。对于先天性耳聋的儿童来说，为了帮助他们恢复听力，应在三岁以内做耳蜗手术，最佳的手术年龄是一岁前后。

## ② 不能忽视的鼻健康

> 鼻子的作用很大，除了人们最熟悉的呼吸、提供嗅觉的作用外，它还会对吸入的空气进行加温、加湿，另外，鼻腔还可以进行发声共鸣。

大部分人早上起来出现鼻子不通的问题，会选择忍一忍，因为他们认为鼻塞问题司空见惯，没什么要紧的，然而这却是一个很大的生活误区。引起鼻塞的原因有很多，常见的是感冒引起的急性鼻炎，随着感冒的痊愈，鼻塞的症状也会消失。如果长期鼻塞，那么有可能得了慢性鼻炎，更严重的，还有可能是肿瘤。所以长期鼻塞的人，最好去医院咨询，并尽早干预治疗。如果情况严重的话，可以按照医嘱使用一些减充血剂，但是要适量，过度使用会造成药物性鼻炎。

 专家支招 {
缓解暂时性鼻塞的小窍门：
① 按摩鼻翼两侧
② 使用通气鼻贴
③ 用温水冲洗鼻腔

鼻塞一般会伴随着流鼻涕的症状。正常人的鼻腔黏膜也会分泌鼻涕，它是一种润滑剂，也是一种清洁剂，可对鼻腔起到一定保护作用。但如果鼻涕过多，或者颜色异常，就代表人们的鼻子出了问题。那么您知道哪些异常鼻涕状态代表人体出现了问题？又该如何从鼻涕的状态，判断出人体的健康状况吗？

常见的异常鼻涕状态有清水涕、黏脓涕、黄脓涕、带血涕。清水涕，一般表示人有可能得了过敏性鼻炎，有过敏性鼻炎的人可通过脱敏治疗来解决清水涕的问题。然而，脑脊液漏的人也会有清水涕的症状，因为人的鼻顶部和颅底是相通的，这里有一个薄弱的环节，如果人头部受到外伤或撞击，造成颅底骨折，那么人就会流清水涕。如果是刚做过手术的人，也要考虑是否有脑脊液漏。脑脊液漏是一个比较严重的问题，一定要去医院就诊。黏脓涕，有可能是感冒后期的症状，如果一个人有持续性的黏脓涕，则说明他有鼻窦炎。黄脓涕，说明鼻窦炎十分严重，需要使用抗生素治疗。带血涕，在排除天气干燥鼻内出血的情况下，应该是患上了严重的鼻炎症、真菌感染，甚至是肿瘤。如果人们出现这四种状态的鼻涕，尤其有后两种时，为了健康考虑一定要及时到医院就诊。

| 鼻涕的状态 | 可能发生的疾病 |
| --- | --- |
| 清水涕 | 过敏性鼻炎、脑脊液漏 |
| 黏脓涕 | 感冒后期的症状、鼻窦炎 |
| 黄脓涕 | 严重的鼻窦炎 |
| 带血涕 | 严重的鼻炎症、真菌感染、肿瘤 |

影响鼻子健康的问题除了鼻塞、鼻涕外，还有一个严重困扰人们正常生活的疾病——鼻炎，它包括急性鼻炎、慢性过敏性鼻炎、鼻息肉和鼻窦炎等。急性鼻炎就是普通的感冒，开始会流清鼻涕、打喷嚏，然后到黏脓鼻涕，最后便会好起来。慢性过敏性鼻炎的症状和感冒很像，区别在于持续的时间，一般感冒最多持续两周，如果长期有流鼻涕的症状，很有可能是得了过敏性鼻炎。慢性过敏性鼻炎难以根治，通过药物以及隔离过敏源可以有效控制症状，提高生活质量。除过敏性鼻炎之外的其他类型鼻炎，包括鼻息肉、鼻窦炎都是可以治愈的，患者应当尽早就医，让医生判断是否需要手术。鼻窦炎患者使用药物之后缓解了症状，当症状最轻微的时候恰好是手术的最佳时期。

# ③ 不能忽视的咽喉健康

在咽喉部健康方面，有一个最值得人们关注，也特别容易被人忽略掉的问题——打鼾。

很多人认为睡觉打鼾再正常不过了，但这会使人体处于缺氧或低氧状态，从而造成人体的新陈代谢减慢，体内垃圾增多，加速了高血压、高血脂、高血糖以及心脑血管疾病的发生。严重的打鼾者夜晚睡觉的时候，常常会有呼吸不畅，甚至呼吸暂停的状态，非常危险。另外，长期打鼾会使睡眠质量下降，造成人体严重睡眠不足，加上新陈代谢减慢，运动量不足，导致肥胖，从而又加重打鼾的症状。

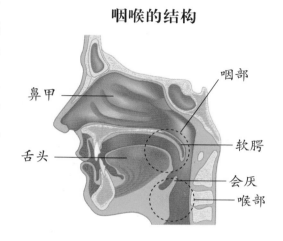

**咽喉的结构**

鼻甲

舌头

咽部

软腭

会厌

喉部

肥胖、年老以及咽喉结构异常都会引起打鼾的症状。如果有打鼾症状的人可以做一次睡眠测试，如果您每小时超过5次呼吸暂停，每次暂停时间超过10秒，那么您就属于打鼾症的严重患者，建议您睡觉时佩戴呼吸机，平时加强锻炼、减肥，然后去医院检查您的咽喉结构是否有异常，如有必要则需进行咽喉部手术治疗。另外，改变睡眠时的体位也是治疗打鼾症的重要注意事项，打鼾症患者尽量不要仰卧，可采用右侧卧的睡眠姿势，同时头与身体的夹角在10~15度即可。

扁桃体反复发炎也是一个特别困扰人的咽喉问题，它会引起人体咽喉部周围的淋巴炎症，更甚者还会引起肾脏、心脏以及关节的炎症，危害身体健康。扁桃体发炎的自我判断非常简单，如果吃饭喝水时感到咽部疼痛，且扁桃体红肿或表面有白色小脓点，即为急性扁桃体发炎；如果吃饭喝水时感觉不到疼痛，但是其他时间疼痛，且扁桃体不大或者萎缩，这有可能是患有舌扁桃体炎症或是咽淋巴组织炎症。手术可以治疗扁桃体反复发炎，但不是所有的扁桃体发炎都需要手术，防止扁桃体发炎最好的办法是提高自身抵抗力。

扁桃体切除手术并非人人都能做，但如果您属于以下几种情况之一，就应及时去医院询问医生是否需要手术：

一、扁桃体在一年中反复发作超过3次以上的人群。

二、肾脏、心脏以及关节部位都有炎症的患者。

三、扁桃体周围有炎症，外侧有脓腔形成，并伴有表皮脱落的人。

四、扁桃体表面患有角化症的人群。

五、扁桃体肥大，会造成呼吸道阻塞的人群。

六、扁桃体表面有肿瘤的人群。

除了扁桃体发炎，人的整个咽腔也会发炎，即出现咽颊炎。绝大多数的咽颊炎为急性症状。不过，长时间说话，喜欢吃辛辣刺激的食物以及经常吸入粉尘等空气杂质则会造成慢性咽炎。也有少数咽喉疼痛是因为细菌感染引起的。治疗咽炎，人们要正确了解自己炎症是什么原因引起的，才能对症用药。如果是细菌感染引起的咽喉炎，可适当用抗生素来治疗；而普通慢性咽炎最好采取保健的方法，如尽量少说话，少吃辛辣刺激食物及保持口腔清洁等。如果咽部疼痛难忍，可以适当吃些消炎的药来控制炎症，然后用薄荷类含片缓解疼痛症状，同时，到医院做雾化吸入以及用盐水漱口都能有效缓解咽炎症状。

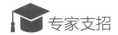专家支招

保护咽喉应做到以下几点：

① 经常锻炼身体，加强自身的抵抗能力。

② 注意保持口腔清洁，经常刷牙、漱口。

③ 在日常生活中，尽量避免接触刺激性的气体。

④ 经常进行鼻腔和咽喉的冲洗，减少细菌的产生。

⑤ 注意不要过度用嗓。

⑥ 多喝水，常保持咽喉湿润。

# 第十一讲　跟着牙医学护牙

主讲人：葛久禹，南京市口腔医院主任医师。

## 本讲看点

扫描二维码
看本讲视频

牙病已被医学界定论为继癌症、心脑血管疾病之后，威胁人类身体健康的第三大杀手，也是口腔健康的"头号杀手"，它带来的种种症状已成为口腔"亚健康"的主要诱因。牙齿疾病不仅会对口腔健康造成很大的影响，还会影响颌骨发育，影响进食，甚至还会增加人们患胃炎、糖尿病和高血压的风险。因此人们应该关注牙齿健康，做好牙病的预防工作。

## ① 你的牙齿多少分

　　如果人们有一口健康的牙，则能品尝各种美味佳肴，保证身体足够的营养；如果人们有一口整齐的牙，则能让人口齿清楚；如果人们有一口漂亮的牙，则能增加人的自信。因此牙齿健康对于每个人来说都是非常重要的。

生活中，每个人的牙齿健康状况各不相同。要想知道一个人的牙齿是否健康，那就需要看：

一、牙齿有无黑色斑点。

二、能否吃冷饮、喝热汤。

三、刷牙时是否牙龈出血。

四、吃苹果时是否牙龈出血。

五、夜间牙齿是否疼痛。

六、牙齿是否有缺失。

七、有无龇牙，齿列是否不整齐。

如果一个人的牙齿无以上症状，那就说明他的牙齿是非常健康的。

有些人认为牙齿发黑是一种正常现象，因为烟斑和茶垢都会造成牙齿发黑，但是有些人牙齿发黑则是因为蛀牙造成的。如果人们发现自己牙齿出现蛀牙后，一定要及时去医院诊治。俗话说："小洞不补，大洞吃苦。"尽早治疗，就能尽可能地减少痛苦。

有些人觉得自己的牙齿好好的，照镜子也看不到洞，但就是不能吃冷、热、酸的食物，而且也不能吃硬的食物，牙齿一碰到硬的东西就会出现钻心的疼痛。这些问题都是由于牙釉质磨损，食物直接刺激牙本质而引起的。生活中，除了牙齿正常磨损外，人们还有许多不良习惯会加速牙釉质的磨损，如晚上磨牙、偏侧咀嚼、用牙齿啃瓶盖等。

牙龈出血是人们刷牙时比较常见的问题，造成牙龈出血两个最主要的原因是牙龈有炎症和牙齿周围有大量牙结石。牙结石的表面是非常毛糙的，像砂纸一样，牙结石会有一部分在牙龈上面，一部分在牙龈下面，当人们刷牙或吃苹果的时候，会推动牙龈，这就会使牙龈在牙结石上滑动而引起牙龈出血。牙结石在没有钙化之前是软的，这时人们可以通过刷牙的方法来清洗，一旦出现钙化，则需要去医院洗牙。

俗话说："牙疼不是病，疼起来要人命。"其实，牙疼肯定是病，像蛀牙就会引起牙疼，还有牙髓炎会引起急性牙痛。

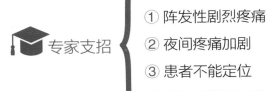

急性牙痛主要有四大特点：

专家支招
① 阵发性剧烈疼痛
② 夜间疼痛加剧
③ 患者不能定位
④ 冷热刺激后加重

另外，有牙齿松动、缺失的人应该及时去医院就诊。如果年轻人有龇牙或牙齿不整齐，则最好去医院矫正。

# ② 潜伏的"口腔杀手"

　　据调查，我国有 90% 的人存在牙周病症状，但大多数人对这些问题都不以为然。生活中，很多人有牙龈出血的问题，这实际上是牙周病的早期症状。若在这个时候，人们不抓紧时间治疗，牙龈病便会慢慢发展成牙周病，而牙周病是不可逆的，所以其出现早期症状一定要趁早治疗。

　　口腔有异味，刷牙时牙龈容易出血，吃煎炸食物时牙龈易肿胀，牙齿松动，吃东西易塞牙，有牙结石……这些口腔问题都是牙周病的典型症状。所谓牙周病是指牙齿支持组织，包括牙龈、牙骨质、牙周韧带和牙槽骨因炎症所致的一种疾病，是最常见的口腔疾病之一，也是导致牙齿缺失的一个主要原因。

　　牙周病不像心脏病、糖尿病和高血压等疾病需通过专业仪器进行确诊，人们只要掌握以上牙周病的六大典型症状便可很容易自检出来。如果人们出现其中一个症状时，就需要高度警惕。

　　形成牙周病的原因有很多，一般来讲主要分为两大类：一类是全身的因素，如糖尿病、内分泌紊乱等会加重牙周病的发生和发展；一类是局部的因素，如牙菌斑、牙结石等。

　　牙结石俗称"牙垢"。牙结石通常存在于唾液腺开口处的牙齿表面和牙齿的颈部，以及口腔黏膜触及不到的牙齿表面等处。牙结石开始时是软软的，会因逐渐钙化而变硬，并呈现出黄色、棕色或者黑色。刷牙是无法去除牙垢的，最有效的方法是洗牙。洗牙千万不可图便宜随便找个地方就做了，一定要去正规医院才行。

　　从医学上来讲，牙周病有四大发展过程：

　　第一，早期表现为牙龈炎症，易出血。

　　第二，中期表现为牙齿移位，牙缝变大。

　　第三，中后期表现为牙齿松动。

第四，晚期表现为牙槽骨吸收。

许多人都觉得人老了牙齿松动，吃东西使不上劲儿，甚至掉牙都是正常的。实际上，这种观点是不正确的，老年人掉牙并不是因为年龄大，而是因为牙周病。相对于年轻人来说，老年人是比较容易得牙周病的，因为他们年纪大，牙齿使用时间长，很容易出现问题。

很多人认为牙周病应该是老年人的病，年轻人可能不大会有。然而，这种想法是错的，在医学上有一种年轻人会得的牙周病叫青少年侵袭性牙周炎，它会在短时间内让人全口牙齿缺失，因此年轻人更应该做好预防牙周病的工作。预防牙周病，人们应该注意以下三点：一是戒烟；二是保持良好的口腔卫生习惯，早晚刷牙，认真刷牙；三是定期检查，定期洗牙。

牙龈出血是牙周病的一个早期症状，然而很多人却总是忽视它，这就会慢慢导致牙结石越来越多，牙齿越来越松动。等到人们意识到问题严重性的时候再去看医生，那么他的牙就不得不拔除了。拔牙不是剪指甲，因为指甲还会长出来，而牙齿则不会，所以看牙医时医生是不会轻易提出要给病人拔牙的。如果医生提出给人拔牙，那就说明病人看病看迟了。一般来说，牙周病拔牙的必要性有两种：一是牙周病晚期，坏牙无法保留，必须拔除；二是为了防止病牙进一步破坏身体健康，必须拔除坏牙。

已经有牙周病的人就需要积极地进行治疗，另外，牙周病患者必须每半年到医院进行治疗，不能见好就收，因为牙周病除了会危害牙齿外，还会引起身体其他方面的问题，如心脑血管疾病，增加孕妇早产的几率等。

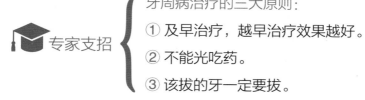

专家支招

牙周病治疗的三大原则：

① 及早治疗，越早治疗效果越好。

② 不能光吃药。

③ 该拔的牙一定要拔。

## ③ 如何防治蛀牙

估计大部分人小时候都有这样的经历，就是父母会告诉他们不能多吃糖，否则吃多了会长蛀牙。

蛀牙在医学上叫作龋齿，它是在细菌、食物以及不同牙齿结构，再加上时间的共同作用下形成的。简单地说，就是细菌附着在牙齿表面后，形成菌斑，然后利用人们吃的食物特别是含糖的食物发酵出草酸，使牙齿脱钙崩解而形成的。龋齿是细菌性疾病，它可以继发牙髓炎和根尖周炎，甚至能引起牙槽骨和颌骨炎症。

人们有了蛀牙后，牙齿会发生一系列的变化，主要有色、形、质三大变化。"色"就是牙齿的颜色，有蛀牙的牙齿会发黄、发黑。"形"就是牙齿的形态，有蛀牙的牙齿会出现一个坑，或者突然出现一个洼，再或者会突然崩掉一块。"质"就是牙齿的质地，健康的牙齿应该是非常坚硬的，产生蛀牙的牙齿则会变软。人们要想及时发现自己有没有蛀牙，可在照镜子时仔细观察自己的牙齿有无色、形、质的变化。

### 牙齿的结构

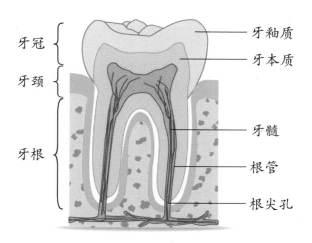

蛀牙的形成有一个过程，它最初是不疼的。但是有些人会有这样一种感觉，自己没有蛀牙时，会觉得牙齿酸，有了蛀牙后，会疼得受不了，这究竟是为什么呢？

要想弄清楚其中的原因，首先人们先得清楚牙齿的结构。从内到外，一颗健康的牙齿是由牙釉质、牙本质和牙髓构成的。牙釉质就是人们能看到的牙齿外面那层白色的物质。牙本质是牙齿的主体，是黄色的。牙髓则是牙齿中间的牙神经、动脉血管和静脉血管的合称。牙釉质对牙齿起保护作用，但牙齿有蛀牙后，牙釉质会遭到破坏，这时人不会有什么感觉，因为牙釉质上没有神经。蛀牙破坏牙釉质后，会接着破坏牙本质，这时人们便会有冷、热、酸、痛感，因为牙本质内有许多排列规则的细管，称为牙本质小管，管内有神经纤维，当牙本质暴露后，能感受外界冷、热、酸、甜等刺激，而引起疼痛。接着，蛀牙再发展便会侵蚀牙髓，这时牙齿在没有刺激的情况下也会疼痛难忍。蛀牙侵犯牙神经以后，是不可能通过吃药来治愈的，要想止住疼痛就必须把牙神经抽掉，即做根管治疗。

吃甜食容易引起蛀牙，但有些人不吃甜食，却也会发生蛀牙，这又是为什么呢？造成这个问题的原因主要有两点：一是蛀牙是会遗传的，也就是说如果家里的长辈有蛀牙，那么他们的后辈发生蛀牙的概率就会很高；二是牙齿的结构造成的，牙缝之间最容易产生蛀牙，而且牙齿的窝沟也很容易藏污纳垢产生蛀牙。对于那些有蛀牙家族遗传史的人来说，要预防蛀牙最好在每餐之后用牙线清洁牙缝。

**万家灯火 健康提示**

有蛀牙的人应该越早补牙越好，这样花钱少而且痛苦也小。当然，要想不受蛀牙的困扰，人们就应该做好预防蛀牙的工作：应该认真刷牙；要避免吃太精细的食物；吃完甜的食物和水果后最好漱口；每年要进行两次牙齿检查。

**如何防治老年牙病**

　　老年人牙齿方面的问题格外多,老年性牙周病、吃饭塞牙、掉牙等。这些问题该如何处理呢?

　　人上了年纪后会掉牙，这是一个很普遍的现象，但也有些老年人的牙不仅没掉，反而看着长长了。其实，老年人的牙是不会变长的，只是他们的牙龈由于年龄或疾病的原因出现了萎缩，然后把牙根部分露了出来，才会使牙齿看着变长了而已。人的牙根部位是没有牙釉质的，当它裸露出来后，就很容易产生根面龋。要想预防牙龈萎缩和根面龋，人们应该注意刷牙龈，因为这样可起到按摩牙龈的作用，延缓其衰老萎缩。

　　与牙齿看着变长相反，有些老人的牙齿会变短，而且吃酸辣等刺激性的东西，或是用凉水刷牙时，牙齿也会特别难受。老人牙齿之所以会变短，则是因为常年使用而导致磨损的结果。牙齿难受是因为牙釉质磨损后，露出了牙本质，使牙齿变得敏感而形成的。牙齿磨损有一种情况叫楔状缺损，这也会引起牙齿敏感疼痛，要治疗这个问题应该及时去医院填补缺损的坏牙。

　　另外，老年人要保护牙齿还应该采用正确的刷牙方式，即上下刷，而不是横向刷，长期横刷牙会加速牙齿的损耗，所以老年人应该注意。

　　如果一个人出门前吃了绿叶菜，张嘴说话时发现牙缝中塞着绿色的残渣，这会让人感觉特别尴尬。吃饭塞牙多见于老年人中，因为随着人们年龄的增长，牙齿会被食物不断磨损，牙缝就会慢慢变宽，所以人到老年塞牙的概率就会越来越高。另外，如果一个人由于某种原因掉了一颗牙，那么他口腔内的牙齿就会变得松动，不整齐，而增加吃饭塞牙的几率。

　　塞牙分水平型嵌塞和垂直型嵌塞两种。水平型嵌塞往往是因为牙齿不整齐、缺牙造成的，治疗这个问题可通过安装假牙的方法来解决。垂直型嵌塞一般是由于进食时咬东西造成的，治疗这个问题可通过调整患处对面的牙尖来解决。

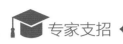

专家支招 { 如何解决老年人塞牙的问题：
① 水平型嵌塞可通过安装假牙的方法来解决。
② 垂直型嵌塞可通过调整患处对面的牙尖来解决。

老年人掉牙会影响他们的咀嚼能力，引起食物嵌塞，解决这些问题就需要安装假牙。在安装假牙的过程中有许多细节是需要人们注意的，其中就包括如何选用假牙和如何保养假牙。现在假牙的品种基本上分两大类，一是活动的假牙，也叫可摘式的假牙；二是固定的假牙，有牙根的人才可以安装这种假牙。牙根损坏时，在时间、金钱和身体条件允许的情况下装种植牙是最好的选择。总体来说，固定假牙和种植牙咀嚼效果好，口感更逼真，活动假牙清洁方便但口感较差。就材质来讲，假牙包括烤瓷牙、金属牙、塑料牙、瓷牙等。烤瓷牙外形美观；金属牙价格低廉但不美观，适合装在后面；塑料牙质轻，但容易磨损；瓷牙硬度高，但容易碎。装了假牙并非就能一劳永逸，还要注意日常的保养，如尽量不用固定假牙咬硬物，活动假牙每日清洗后要放在凉水里浸泡。另外，装假牙的人通常要在3~5年后去医院检查一下，因为假牙一般需要3~5年后重做一次。

| 假牙的类型 | 假牙的特点 |
| --- | --- |
| 烤瓷牙 | 外形美观 |
| 金属牙 | 价格低廉但不美观，适合装在后面 |
| 塑料牙 | 质轻，但容易磨损 |
| 瓷牙 | 硬度高，但容易碎 |

## 5 孕期牙齿防护要诀

> 俗话说："生个孩子掉颗牙。"这句话是没有什么科学依据的，但女性怀孕期间牙齿特别容易出问题，这是因为怀孕会使女性的内分泌和口腔环境等发生变化，因此孕期要特别注意口腔卫生。

怀孕会导致孕吐，这些呕吐物会对孕妇的口腔环境造成损害，从而引发妊娠性龈炎。妊娠性龈炎主要分两种情况：一种是仅因为怀孕引起的牙龈肿，它一般会自己缓解；另一种是未怀孕前就有牙龈炎，这种情况加上妊娠会不断加重，一定要及时治疗。

有些孕妇怀孕的时候会抱怨自己浑身不舒服，而且好好的牙也会突然疼起来，这个问题应属怀孕的正常现象，因为当孕妇身体抵抗力弱的时候，她的阻生齿就很可能长出来造成疼痛。要缓解这个问题只能采取局部用药的办法，如果贸然打针吃药很可能对胎儿产生不利影响。另外，有些孕妇还会有偏头疼的问题，实际上这也是阻生齿捣的鬼。孕妇阻生齿发炎时，便会引起偏头疼，医生治疗这个问题会采取局部冲洗的方法，即把孕妇口腔内的脓液给冲洗出来，以此减轻孕妇的痛苦。其实，解决孕妇阻生齿最好的方法就是在准备怀孕前去看牙医，做好牙病预防工作，便能减轻孕期疼痛。

一般女性怀孕后是不提倡拔牙的，因为拔牙很可能影响胎儿的健康，但如果孕妇有蛀牙且蛀得很厉害，已经到了非拔不可的地步时，还是需要采取拔牙措施。且孕妇拔牙一定要注意时间，怀孕的前三个月和后三个月是禁止拔牙的。

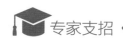专家支招 防治孕期牙病的原则主要有三条：
① 孕前看牙医。
② 孕期保持心情舒畅、按时作息、清淡饮食。
③ 孕期治疗牙病应严格控制药物的使用。

# 本章看点

# 第四章 ◎ 癌症有信号，防癌要趁早

## 专家简介

•------------•

于正洪，南京军区南京总医院肿瘤内科副主任，副主任医师，肺癌联合门诊专家组成员，南京大学和第二军医大学副教授，江苏省抗癌协会传统医学专业委员会委员。

纪小龙，武警总医院病理科主任，肿瘤生物治疗科主任，纳米医学研究所所长，教授、博士生导师。在肿瘤早期诊断、淋巴瘤诊断方面有很深的造诣，每年在病理会诊中解决疑难及关键诊断1000例以上。

•--------------------------------•

# 第一讲　危险的癌信号

主讲人：于正洪，南京军区总医院肿瘤内科副主任。

**本讲看点**

扫描二维码
看本讲视频

癌症是一种恶性的慢性疾病，它对每个人来说都是个巨大的威胁。一般来说，癌症从人体内出现第一个癌细胞到发展成癌症，直至夺去人的生命，大概需要二三十年的时间，短的也要十几年。在癌症发展的过程中，各种癌症都会表现出一些特定的信号。要想预防癌症，人们就需要树立自我保健意识，时刻关注自己的身体状况，有条件的话还需要去医院做一些必要的体检。

## 1 癌症偏爱哪些人

*癌症是潜藏在人体内的猛兽，越来越多的人正在饱受癌症的折磨或因其失去了生命。癌症的产生受许多因素的影响，而且许多癌症患者身上还存在许多相同的特征，那么您知道哪些因素会导致癌症，癌症又会偏爱哪些人吗？*

生活中，人们会有这样一种感觉，就是身边得癌症的人并不多见，但又感觉得癌症的人越来越多。其实，这是因为医疗诊断水平提高和人口老龄化加速引起的。从年龄的角度看，人到了40岁以后会进入癌症高发期，所以在这个年龄段的人应该注意做好预防性癌症检查。

在我国，肺癌的发病率是最高的，第二是肝癌，第三是胃癌，第四是食管癌，第五是直肠、结肠癌，第六是乳腺癌，第七是宫颈癌，第八是鼻咽癌。

癌症的发病是有地域性的，如江苏启东是肝癌的高发区，肝癌与食用发霉的粮食有关，而这里天气潮湿，很容易产生霉菌，污染食物；再如广东是鼻

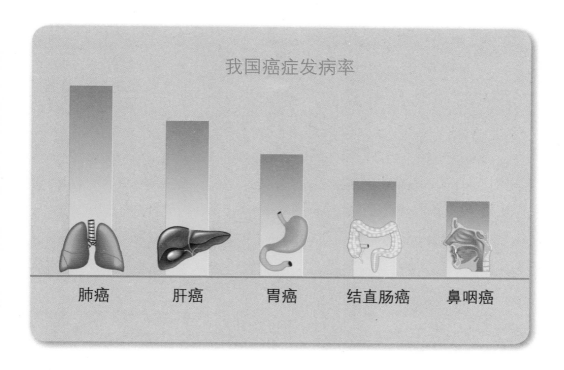

咽癌的高发区，一个土生土长的广东人体内很可能存在鼻咽癌的易感基因，其他地方的人感冒、流鼻血可以不当回事儿，但广东人遇到这种情况就需要特别注意。

在我国，发病率最高的肺癌与环境污染密切相关，除了环境因素，吸烟也会引起肺癌，所以吸烟的人最好戒烟。

消化道肿瘤在我国也是高发的，如肝癌、胃癌、食管癌及直肠癌等基本上都是吃出来的病，如吃腌菜会诱发胃癌、食管癌，吃发霉的花生会导致肝癌，过量摄入动物脂肪会诱发大肠癌等。现在，许多人晚上下班以后经常会大吃一顿，这会加重消化道的负担，扰乱人体生物钟，增加患癌概率。为了消化道的健康，人们最好在睡前4小时以内不再进食。

如今，社会生活节奏快，许多人工作压力大，总在夜间加班，而且睡眠也不好，这很容易引起内分泌紊乱，加速癌症的发生。据调查发现，连续一年上夜班的人乳腺癌的发病率会增加50%。

**癌症的认识误区**

> 生活中人们常常听到这样一些说法，比如，癌症会传染；癌症是不治之症；每年都体检，就不会得癌症；人人都有癌细胞等。其实，这些说法都是人们对癌症的认识误区。

生活中有这样一种现象，就是有的家庭中父辈患癌，其子辈也会患上这种癌症。因此，有些人认为癌症是会传染的。其实，癌症并不属于传染病，只不过这个家庭中的两代人由于生活在同一个环境中，而且他们有着相似的遗传基因，才可能会出现这种现象。在医学界，专家把癌症定义为多基因遗传易感性疾病。如果一个家庭中父辈的人有人患癌，那么其子辈患这种癌的可能性就会比较大，因此他们应该警惕癌症的发生。

相当一部分人认为得了癌症就意味着没救了，然而癌症并不等于绝症，像绒癌、恶性淋巴瘤、早期的乳腺癌、大肠癌和宫颈癌，都有相对应的治疗方法，且效果不错。如果一个人被确诊为癌症，首先不能在心理上崩溃，而是要冷静全面认识癌症的种类和阶段，这对于提升治疗效果非常有好处。

有些单位或企业每年都会有健康体检，因此很多人会困惑，每年做体检，为什么还是有人会突然得癌，而且一查出癌就已经是晚期？事实上，健康体检不等于防癌体检，想要筛除癌症隐患，必须做针对性的检查，如检查子宫肌瘤需做巴氏涂片，检查宫颈癌要做宫颈刮片，检查乳腺癌要结合X射线和B超的检查来判断，并让专业医生综合具体情况进行判断。

有的人说，人人都有癌细胞。这种说法是不科学的，从医学角度上讲，正常的人体内是不会有癌细胞的，但是每个人都会有原癌基因，也就是说每个人都有患癌的可能。之所以有的人会得癌，而有的人却不得癌，这是由于人体内还有抑癌基因，当原癌基因和抑癌基因两者保持平衡时，人体一般不会得癌。如果一个人的免疫功能出问题，或是外界致癌因素太过强大，打破了两者的平衡，那么人就会患癌。

**癌症来临有信号**

> 癌症有许多种，如肺癌、肝癌、胃癌、食管癌、大肠癌等，这些癌症的病因和症状各异，如果人们能对各种癌症的病因和症状进行全面了解，便能对预防癌症起到很好的作用。

《孙子·谋攻篇》曰："知彼知己，百战不殆。"意思是说行军打仗如果能对敌我双方的情况都能了解透彻，百战都不会失败。其实，这句话同样适用于癌症预防。生活中，许多癌症患者都是在癌症早期时毫无察觉，等到发现时已到了晚期，这时再去治疗就会比较被动。

肺癌

在我国，肺癌是发病率最高的癌症。生活中，影响肺癌发病率的因素有环境污染、吸烟以及肺部良性病变的反复发作。当一个人的肺部有疾病后，他会有咳嗽或者咳中带血的症状，肺癌、肺脓肿、肺炎、肺结核等都会有这些症状，因此肺癌有时会与肺脓肿、肺炎、肺结核混淆。如果一个人出现肺炎引发的咳嗽无法通过抗炎治疗好转的，一定要去医院检查是否已有肺部的癌变。想要远离肺癌，前期的预防很重要，肺癌的前期预防主要包括：

第一，要做好职业防护，如油漆工、煤矿工必须戴口罩，做好肺部保护。

第二，要减少厨房油烟，厨师的肺癌发病率较高，所以厨房中应该使用抽油烟机。

第三，养成良好的饮食习惯，多吃水果蔬菜，多补充优质蛋白质。

第四，戒烟，吸烟的人患肺癌的危险性比不吸烟的人高10倍，因此有20年以上烟龄的人最好每年做一次螺旋CT检查。

第五，保持室内的通风。

第六，坚持运动。

第七，保证良好的睡眠。

第八，一定要重视肺部的早期筛查工作。

### 肝癌

在消化道肿瘤中，肝癌是我国的发病率第二高的癌症，它主要是由于寄生虫感染、乙肝病毒和不良饮食习惯引起的，肝炎病毒携带者、有肝炎和肝硬化病史的人，以及有长期酗酒史的人都是肝癌的高发人群。

肝癌的形成会经历肝炎、肝硬化和肝癌三个阶段，其早期会有一些征兆，比如乏力、腹胀、食欲不振。要预防肝癌，需要做到以下几点：

第一，要预防乙肝和丙肝。

第二，在生活中，我们要保证良好的饮水卫生条件，防止食物霉变。

第三，控制饮酒。

第四，合理饮食，尽量进食新鲜食物。

肝癌有时容易和肝脏血管瘤和肝囊肿混淆，要辨别很简单，肝脏的良性病变不会有乏力、食欲不振等症状，如果伴有这样的症状，就要警惕肝癌了。

### 胃癌

胃癌在我国的发病率也很高，我国胃癌患者数量占全世界胃癌患者数量的35%。胃癌是环境因素、遗传因素、饮食因素共同作用的结果，有这样几种类型的人群是胃癌高发人群：喜高盐饮食的人，患有恶性贫血、萎缩性胃炎、胃溃疡、胃息肉、肠化生、胃黏膜上皮异型增生及残胃的人，有胃癌或食管癌家族史的人，年龄在40岁以上并且有慢性胃病史或近期消化不良的人，长期吸烟和酗酒者，以及很少食用新鲜蔬菜水果的人。胃癌的症状和胃炎、胃溃疡、胃间质瘤、胃淋巴瘤有相似之处，不过做一个胃镜检查就可以区别。要预防胃癌，就要保持乐观心态，积极治疗癌前病变，控制盐的摄入，戒烟限酒，养成良好的饮食习惯，多吃新鲜蔬菜水果，关注饮水卫生。

### 食管癌

有些人吃饭总是狼吞虎咽，就算食物很烫，他也能吃得很快，长此以往，食管癌便会找上门来。食管癌来袭经常是悄无声息，稍不留神就成晚期，所以早期自查食管癌的症状就显得特别重要。

食管癌的常见症状有：

第一，吞咽食物有迟缓、滞留或轻微哽噎感，反复出现或逐渐加重的。

第二，吞咽时有痛感，吞口水或进食时，胸骨后有定位性疼痛，吞咽过后，这种感觉将会逐渐消退。

第三，食管内异物感，平时感觉食道内好像有残存饭粒、菜屑黏附在食管壁上。

然而，心脏病、咽炎和食管炎也可能出现这些症状，所以当一个人遇到这几种情况时，要尽快去医院进行排查。发生食管癌前病变者要积极配合治疗，尽早根治。有食管癌的高危因素的人，必须要定期检查。

食管癌是典型的生活方式癌，过烫饮食、进食过快、吸烟喝酒、心情抑郁、遗传等因素都可能引起食管癌，所以预防食管癌应做到以下几点：

第一，要避免过烫饮食，进食不要过快，细嚼慢咽以减少对食管的磨损。

第二，少吃盐和高热量食物，因为它们会加大食管癌的危险。

第三，要多吃新鲜蔬菜水果，戒烟戒酒，慎用阿托品、心痛定类药品。

第四，要保持乐观的心情和态度，避免刺激，戒嗔怒。

## 大肠癌

在消化道肿瘤中，大肠癌也是高发的肿瘤之一，症状主要有大便习惯改变、便血和腹痛且痛点固定。大肠癌和痔疮的症状很相似，不过它们可通过做肠镜、肛门指检和测癌胚抗原指标来区分。大肠癌的高发人群有这样几种类型：有大肠癌家族史、多发性家族性腺瘤病患者、大肠息肉、大肠疾病史、经常慢性腹泻、黏液性血便或慢性便秘的人和长期高脂肪、低纤维素饮食的人群。从体重角度来看，肥胖人群更容易得大肠癌，要想预防肠癌，就要减轻体重，多喝水，多吃含纤维素多的食物，戒烟限酒，控制动物脂肪的摄入。另外，有大肠癌家族史的病人，最好每年做一次肠镜和肛门指检的检查。

#  防癌体检指标

　　每个年龄阶段都有哪些针对性的防癌体检项目？拿到体检报告又该如何读懂癌症指标呢？

　　癌症就像杂草，人们稍不注意，它就会疯狂地生长，危害人的生命。要想身体健康，远离癌症，人们就需要做专门性的防癌体检。

　　20岁后，有过性生活的女性每年要做巴氏涂片进行宫颈癌筛查。

　　30岁后，女性要开始重视乳腺健康，每年做一次乳腺B超或X射线检查。

　　40岁后，平时有吸烟习惯的人，每年要做一次螺旋CT筛查。

　　50岁后，要重点预防食管癌、胃癌、肠癌，因此有结、直肠息肉，结肠癌家族史，腹泻、便秘、便血史的人最好做肠镜进行结肠病变的筛查。针对男性，还要检查一下前列腺特异性抗原（PSA）和游离前列腺特异性抗原（FPSA），预防前列腺癌。

　　拿到体检报告时，人们要特别关注以下几个指标：

　　一是CEA（癌胚抗原），如果它升高，则表示人可能有胃肠道肿瘤或肺癌。

　　二是AFP（甲胎蛋白），如果它升高，则表示人可能有肝癌或生殖系统肿瘤。

　　三是糖类抗原CA19-9，如果它升高，则表示人可能有胃肠道、肺、胰腺或胆囊肿瘤。

　　四是糖类抗原CA153，如果它升高，则表示人可能有乳腺癌或肺癌。

　　五是糖类抗原CA125，如果它升高，则表示人可能有卵巢、肺或胃肠道肿瘤。

　　这些指标是诊断癌症的一个依据，但不能百分之百地确诊，人们拿到体检报告后还要及时和医生做沟通。

# 第二讲　实效防癌十六招

主讲人：纪小龙，武警总医院病理科主任，肿瘤生物治疗科主任。

**本讲看点**

扫描二维码
看本讲视频

据资料显示，我国每年癌症死亡人数有160万至200万，占全部疾病死亡率的20%。

癌症往往来得悄无声息，许多人发现自己患癌时已经到了晚期，再治疗就已经来不及了，所以对于癌症来说，预防比治疗更重要。预防癌症，人们首先就应该提高自我保健意识，把它当回事儿，就像人们关心自己的容貌和体重一样。

## 1　掀起癌症的"盖头"来

癌症虽然难治，但如果人们能掌握一些关于癌症的基本常识，做好癌症预防工作，并且能及早发现癌症，那么就可能避免因癌致死的后果。

肿瘤是生活中人们对癌症的一种俗称，任何一种癌症都可以被称作肿瘤，但并不是所有的肿瘤都是癌，如动脉瘤，它是由于动脉血管壁薄，且血管内部压力过大造成的变形膨出，并没有多出来的细胞，因此被体检出动脉瘤的人不必过度惊慌。

肿瘤主要有两类：一类是良性肿瘤，如最多见的子宫肌瘤；另一类是恶性肿瘤，这类肿瘤就是癌症。

生活中，大部分人对癌症是知之甚少的。有些人认为癌症是从外部环境中进入人体或是被人传染上的，实际上不论肺癌、胃癌还是肠癌等都是从人体内长出来的。每一个人的身体都是由各种细胞组成的，癌症则是由人体内正常的细胞癌变以后不断成倍分裂形成的。

人体内的细胞都是很小的，一般直径10微米左右，而1000微米才等于1毫米，所以人是无法用肉眼看到细胞的。因此，当人体内出现癌细胞时，人们在短时间内是无法察觉的，并且现在医院的各种检查仪器也只能检查出数量超过500万的癌细胞团，即5毫米左右的癌。如果人们在医院里被检查出体内有约5毫米的癌，也不要过于紧张，因为这时还在早期，有足够的治疗时间和机会。癌症早期患者应该配合医生的诊疗方案，积极应对癌症，切忌惊慌失措或消极处理。

从理论上来说，每一个人在一生之中都可能会有癌细胞产生，但为什么有的人会得癌症，有的人却能安然无恙呢？这是因为虽然人体内有癌细胞的发生机制，但还存在可以杀死癌细胞的机制。正是因为如此，一个人长不长癌，什么时候长，长成什么样，都是因人而异。

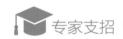专家支招

如何区分恶性肿瘤和良性肿瘤：

① 良性肿瘤长到一定大小后不再长，而恶性肿瘤则会无限制生长。

② 良性肿瘤不会扩散，而恶性肿瘤则会扩散转移到全身任何地方。

## ② 防癌三招：听、摸、看

> 癌症离每个人都很近，甚至就在你的身体里，这并不是危言耸听，但如果每个人都能多学点，知道如何预防它，得了癌症也知道如何应对它，那么人们就能在防癌抗癌上少走许多弯路。

俗话说："千里之堤，溃于蚁穴。"很多重大疾病起初往往只是一些不起眼的小毛病，癌症也是如此，比如说话声音突然改变、乳房里的小肿块、皮肤上的一颗痣，都可能是癌症的先兆。人们要想揪出自己身上癌症苗头，就应该学会防癌三招：听、摸、看。

"听"就是听声音。有的人会纳闷癌症怎么可能听得出来呢？如果一个人声音突然变得沙哑了，但并不是因为感冒或嗓子发炎造成的，这有可能是声带上长了癌。因此，人们应该多注意听自己的声音，如果自己声音突然变得沙哑，且长时间没有恢复，那就要去医院检查自己的喉部是否长了癌。

"摸"就是用手摸自己身上有没有异常的肿块。许多人特别是女性，最关注、摸得最多的地方是自己的脸，生怕长了皱纹、色斑或痘痘。然而，容貌固然重要，但更重要的是人的健康，要预防癌症，人们更应该将手能摸到的全身各处进行定期触摸检查，主要目的是检查身上有无异常肿块，比如乳腺癌就可以通过摸的方法检查出来。

"看"就是用眼睛看自己身上有无异常肤色变化。每一种癌症都有不同的症状，有的癌症症状是可以通过肉眼观察发现的，例如，每个人身上的痣都有癌变成黑色素瘤的可能，当黑色素瘤形成后，人们会出现一系列能用肉眼看得见的症状，如现有皮肤色素痣的形态和颜色发生改变、皮肤表面出现隆起物、皮肤局部出现破溃出血等。

癌症是每个人的健康大敌。人们要想活得健康长寿，那就必须做好癌症预防工作，学好防癌"听、摸、看"三招，发现身体异常，要及时去医院就诊。

# 3 肝癌预防法

人体内的肿瘤种类大概有六七百种，其中肝癌是中国最常见的癌症之一。中国人口占全世界总人口的五分之一，中国的肝癌患者人数则占了全世界肝癌患者的55%。那么，您知道为什么中国人特别容易得肝癌，威胁人们健康的"元凶"到底潜伏在哪里吗？

有些人认为，中国人肝癌发病率高是由于人种体质差异造成的，因为美国人得肝癌的就很少。实际上，肝癌与人种体质差异的关系并不大，中国肝癌高发的原因则是乙肝、丙肝病人多。

乙肝和丙肝都是由病毒引起的传染性疾病。当一个人的肝脏感染乙肝或丙肝病毒后，它就会在肝脏里扎根并不断破坏肝脏细胞。肝脏细胞被破坏后，肝脏就会出现缺口，如同手上被割出伤口一样，这个缺口也会像身体其他部位的伤口那般进行自我修复，长出疤痕。疤痕的本质实际上是纤维，肝脏的疤痕用医学术语说便是肝硬化，肝硬化再往后发展就形成了肝癌。因此，有乙肝和丙肝的人要特别警惕肝癌的发生。

当然，乙肝和丙肝并不会在短时间内就发生癌变。一般来说，从乙肝或丙肝发展到肝硬化需要5~10年，肝硬化再发展到肝癌也需要5~10年，也就是说从肝炎发展到肝癌，至少需要10年的时间，这也为人们击退癌魔留出了宝贵的治疗时间。

肝病除了乙肝和丙肝外，还有甲肝、丁肝、戊肝等类型，但这些类型的肝病都是不会发展成肝硬化和肝癌的，所以有这些肝病的人无需过度焦虑。如果一个人不幸感染了乙肝或丙肝，那就需要用药物来控制病毒，防止它破坏肝脏，这样乙肝或丙肝患者就不容易发生肝癌了。同时，有乙肝或丙肝的人还需要定期做B超检查，主要是看自己的肝脏有没有肝硬化。有肝硬化的人则应该每半年做一次超声检查，这样能尽早发现癌变，1厘米以内的肝癌是可以通过手术治愈的。

生活中，许多人都很害怕肝癌，不仅是因为其病发率高，更是因为它危害性大。肝癌的危害性主要表现在以下两个方面：

第一，病情发现得晚、发展得快，病人死得早。与其他癌症相比，肝癌被发现时往往都到了晚期，这时不论采取什么治疗方法，病人也只能活半年左右。

第二，肝脏供血丰富，病毒容易随血液流到全身。

在肝癌的治疗上，有许多人都是等到肝脏胀痛了才去看病，而这时肝癌就已经不小了。人的肝脏内部是没有神经的，但肝脏外面则包了一层神经密布的膜。当肝癌早期时，肝脏内的细胞数目基本上是保持不变的，所以肝膜也不会胀大，因此人感觉不到疼痛。到肝癌发展到3~5厘米时，肝膜则会有胀痛感，而这时人们再去医院检查，就已经晚了。检查肝癌不要等到肝部疼痛才去医院。肝癌最好的预防方法是定期体检，防患于未然。如果在2厘米以内发现，仍有很好的解决方法。

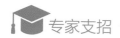专家支招

如何早期发现肝癌？

① 有乙肝或丙肝的人需要定期做 B 超检查，主要是看自己的肝脏有没有肝硬化。

② 有肝硬化的人则应该每半年做一次 B 超检查，这样能尽早发现癌变。

# 4 肺癌预防法

近年来，我国肺癌发病率、死亡率明显上升。研究显示，约80%的肺癌是由吸烟引起的。不少人认为，这和香烟中的尼古丁有关，因此只要减少尼古丁含量，就可以降低得肺癌的几率，然而事实并非如此，尼古丁并非导致肺癌的真正元凶。那么，您知道吸烟究竟是如何引起肺癌的？为什么有的人平时不吸烟，也会得肺癌吗？

如果一个人不吃饭、不喝水大概可以活3天，要是不呼吸却仅仅能活3分钟左右，可见呼吸对人来说是非常重要的，而呼吸离不开肺。肺是人体的呼吸器官，位于胸腔，左右各一，覆盖于心脏之上。肺有分叶，左二右三，共五叶，并且通过气管、支气管与喉、鼻相连。从外形上看，肺就像一棵倒立的树，喉就像树根，气管是树干，支气管是树枝，肺泡是树叶。

## 肺的结构

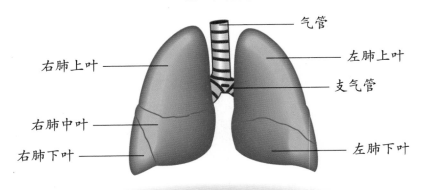

有些人说吸烟会使肺变黑，肺变黑了就会得肺癌。实际上，吸烟者的肺固然会变黑，而不吸烟的人肺也同样会变黑。刚出生的婴儿的肺都是粉红色的，青少年的肺就会有一点黑了，成年人的肺没有一个是不黑的。肺之所以会变黑，是由于空气中含有许多人眼看不见的灰尘和有害物质，每一次呼吸大概会吸入体内300~500毫升的空气，这些空气会裹挟大量的灰尘和有害物质进入肺，日积月累人的肺部就会变得越来越黑。不过，肺变黑并不是什么可怕的事情，因为从气管开始到肺泡的内壁并不是光滑的，而是长着一圈一圈的毛刷子，这些毛刷子上还有黏液，它们可以吸附空气中的灰尘和有害物质，并阻止有害物质进入肺泡。随着呼吸运动的进行，气管及各级支气管内的毛刷子也会进行有规律的运动，最后便会把有害物质推到喉部，使人将其咳出来，这样人的肺泡便能保证干净无菌的正常状态。

弄清楚肺的原理后，我们再来看为什么吸烟可以致癌。正常情况下，气管与肺里的毛刷是整齐而规律地运动的，当人吸烟后，这些毛刷则会处在烟的笼罩之下，从烟进入气管开始，毛刷的运动则会变得越来越慢，甚至会停止运动，等烟散出后，毛刷才会重新运动起来。在气管和肺里毛刷运动减缓或停止的时间里，人体会吸入大量的有害物质，长此以往，人的肺便会越来越不好，最终形成肺癌，这也是为什么吸二手烟也会致癌的原因。

现在，许多城市空气污染严重，一到秋冬季节经常被雾霾笼罩，因此有人担心即使自己天天躲在家里，也难逃烟雾粉尘的侵害，这该怎么办？其实，肺癌并没有人们想象中那么容易得，只要人们气管和肺里的毛刷正常工作，并很少受到烟及有害气体的刺激，就不那么容易得肺癌。关于肺癌，人们还可以通过定期做检查、提高自身免疫力的方式来预防。

很多人做CT时，一听说肺里有阴影就惊慌失措，觉得肺里长了肿瘤，甚至得了癌。事实上，肺里出现阴影的原因有很多。肺癌的人做CT，能看到肺里的阴影会慢慢长大，而且阴影变大是不会停止的。值得注意的是，肺内阴影长得太快也不是癌，有可能是因为发炎。另外，有些人担心做CT检查会有放射线，会威胁健康，其实做CT检查虽然会产生少量放射线，但对人体健康影响不大，没有安全隐患。

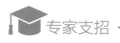

专家支招 ｛ 吸烟的人或者生活在空气污染严重地区的人，最好每2~3年去医院做一次CT，检查自己的肺是否有问题。

## ⑤ 胃癌预防法

　　胃癌来临前并不是毫无征兆的，只要人们能及时发现健康的小漏洞并做好防范，就可以很好地预防癌症发生。那么人体内究竟有什么健康漏洞会让病魔钻空子呢？一旦人们出现了这些健康漏洞又该如何补救呢？

　　谁都知道防癌要趁早，可胃癌来袭的早期信号究竟是什么呢？有人一觉得难受，胃痛、反酸或饱胀打嗝，就担心得癌。实际上，胃癌早期是没有任何症状的，因为胃不像其他器官，它内部是空的，即使胃里长出来一个拳头大小的瘤子，胃也不会感觉到疼痛，除非瘤子太大了把胃的口给堵住了，人才能感觉得到，所以人们不能以胃部的感觉来判断有没有得癌。

　　相信许多人都听过萎缩性胃炎和肠上皮化生这两种病，它们都很容易发展成胃癌的，体检时发现这两种病的人就要特别当心。不过，它们真正变成癌需要好几年的时间。建议这些人每一到两年就做一次胃镜，这样便能及时掌握病情变化，并可针对病情变化采取有效措施。另外，不论人们有无胃病，凡是超过40岁的人，最好去医院做一次胃镜，及时观察胃部细胞变化。如果检查结果很健康，可以10年后再复查。不过，从50岁起，应每5年检查一次。

　　在民间，有一些关于胃癌的传言，最常见的传言有三个：一是爱吃辣的人更容易得胃癌，这种说法是错误的，吃辣椒和胃癌是没有任何关系的，因为辣椒的辣只是人们口腔里的一种感觉，胃是无法感知的，所以辣的食物到了胃里后，胃会将它与其他不辣的食物一样消化，所以人们不必担心辣会对胃有什么刺激。二是把胃切了就不会得胃癌了，这种说法也是错误的，因为当人把胃切除后，食管会与肠子相连，时间久了，与食管最近的那段肠子便会代替胃的工作，如果食物中有致癌物质并不断刺激它，照样会有胃癌的风险。三是常犯胃病的人最容易得胃癌，这种说法也是错误的，如果平时有慢性胃病，急性发作时，胃里不断长出新的细胞来代替老的细胞，这样反而不容易得胃癌。

**食管癌预防法**

> 现在，全球每年约有22万人死于食管癌，而中国更是食管癌的"重灾区"，特别是位于河南境内的临县，四五十岁以上的男性不得食管癌的很少见，这究竟是什么原因呢？

食管癌是常见的消化道癌症之一。食管是连接口腔和胃的通道，长约40厘米，它是没有消化功能的，人每喝一口水，每吃一口饭，都要经过食管进入胃里再进行消化。胃可以消化食物，那是因为它能产生胃液，这些胃液是酸性的，而食管则是中性的。如果胃液反流到食管中，那就会对食管产生腐蚀作用。食管与胃相连的地方叫作贲门，它在人们不进食的时候是关着的，有保护食管不被胃液侵蚀的作用，然而贲门一旦关不上，那么胃液便会不断刺激食管，所以这里就成了食管癌最多发的位置。

经专家调查发现，河南临县食管癌高发的主要原因是饮食过烫。有些人吃东西总喜欢趁热吃，尤其是喝稀粥和汤，有的食物温度会在五六十度，甚至七八十度，长期这样吃，食管就会经常出现烫伤，每次食管内的新细胞还没长好，又被烫一次，结果就会引发食管癌。

由此可见，想要彻底远离食管癌，首先就得把嘴管牢，太烫的食物坚决不吃，此外还得定期做食管镜检查。做食管镜检查就是用食管镜从咽部进去，一直插到食管里，看整个食管里面光滑不光滑，有没有长出东西来。当然，人们也可以去医院做钡餐，检查食管是否通畅。

打嗝，在医学上叫膈肌痉挛，是一个常见的生理现象。一般来说，如果您打嗝打几下就好了，那就没什么问题；但如果是反复打嗝，那就一定是贲门出现了问题，经常不停打嗝的人需要尽早去医院检查贲门。由于贲门经常被胃液刺激，细胞很容易形态异常，这并不是癌症，却很容易被当成癌，所以如果一家医院检查结果说您的贲门长了癌，那么您就要注意误诊的可能性，应再换几医院检查后再确诊。

# ⑦ 卵巢癌预防法

> 生活中，许多爱美女性的包包里总少不了各式各样的化妆品，可钱虽然花了不少，肤质和气色却始终不能令自己满意，其实都是因为没保养对地方。那么您知道女性要想永葆青春最应该保养哪里吗？答案很简单，它就是卵巢。

卵巢与子宫、宫颈都是女性特有的器官，它对女性来说是至关重要的，但它却是很多女性既不熟悉也不太关心的地方。卵巢位于子宫底的后外侧，左右各一，与盆腔侧壁相接。正常人的卵巢有蚕豆大小，其作用是产生卵子和分泌雌性激素。虽然卵巢那么小，但它对人体有巨大作用。其实，女性的一生都会受到卵巢的影响。

第一，女性在青春期发育时，其体内的雌激素越高，女性特征的表现则越充分，而且女性的皮肤、身材、相貌等都是卵巢产生雌激素的多少决定的。

第二，女性有无月经，月经是否规律，能否正常生育，也受卵巢的影响。

第三，女性到了四五十岁以后，卵巢产生的雌激素减少，便会进入更年期。

第四，更年期过后，女性皮肤变皱程度、骨质疏松程度等全与卵巢有关。因此，保养卵巢是女性永葆青春的秘诀。

卵巢也会发生肿瘤，不过卵巢肿瘤多数都是良性的，所以人们不必听到卵巢肿瘤就恐慌。从卵巢肿瘤的性质来看，它可分成囊性和实性。最常见的卵巢囊肿是一种良性的肿瘤。卵巢囊肿在治疗上不能急于一刀切，而要耐心观察一下，区别对待。患者可以进行半年一次的超声检查，如果囊肿变小，就不需要手术治疗，而囊肿变大的患者则需要尽早切除。实性的卵巢肿瘤在治疗上应该注意每三个月到半年复查一次，如肿瘤变大，需要手术切除。

卵子可以生长发育成正常的胎儿，但也可能长成一个瘤子，这种肿瘤就叫畸胎瘤。畸胎瘤可分成两类，即成熟的畸胎瘤和不成熟的畸胎瘤。成熟的畸胎瘤是一种良性肿瘤，一经发现需立刻手术切除，以防转为恶性。不成熟的畸胎瘤则是一种恶性肿瘤，它需要结合患者的具体情况进行治疗。

卵巢癌在卵巢肿瘤中是很少见的，但是卵巢癌相对来说比子宫癌、宫颈癌的恶性度都要高。卵巢长癌后，它很快就会长到卵巢的表面，最终还会掉落到腹腔里引起严重后果。由于卵巢很小，所以当卵巢长出癌时，也很难察觉，要想预防卵巢癌，人们应当每年做一次卵巢B超检查。

在卵巢中，有两种疾病会被误认为是肿瘤：一个是子宫内膜异位，另一个是多囊卵巢。正常情况下，子宫内膜应该长在子宫里面，每当月经来之前，子宫内膜增生到一定程度，卵子没有受孕，子宫内膜便会脱落形成月经，但如果子宫内膜没有长在子宫里，而是长到了卵巢里就是子宫内膜异位。子宫内膜异位会使卵巢变大，形状不规则，同时人还会出现痛经的症状，等到月经结束，症状则会随之消失。多囊卵巢是由于成熟卵子无法冲破卵巢外的膜而形成的小囊肿。如果年轻女性结婚以后总是怀不上孕，就要去医院检查自己是不是有多囊卵巢。

总之，卵巢是与女性健康息息相关的器官，年轻女性要想青春靓丽，更年期女性要想过得平稳安宁，都需要在平时多多关注卵巢健康。

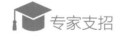

专家支招

卵巢肿瘤的治疗方法

① 囊性肿瘤：三个月到半年复查一次，如囊肿变大，需要手术切除。

② 实性肿瘤：三个月到半年复查一次，如肿瘤变大，需要手术切除。

③ 畸胎瘤：成熟的畸胎瘤是良性肿瘤，需要立刻手术切除，以防转为恶性肿瘤。不成熟的畸胎瘤是恶性肿瘤，需要结合患者具体情况进行治疗。

**子宫癌预防法**

子宫是女性特有的器官之一，位于女性盆腔的中央位置。子宫癌多数出现在年龄较大的女性身上，虽然子宫癌凶险，但如果人们能细心一点，便会很容易发现癌症端倪。

女性每月一次的月经，正是子宫健康的"风向标"，但如果女性在经期外突然不规则出血，可能是子宫病变的信号。当然，子宫在不该出血的时候出血，绝大多数不是癌而是功能性子宫出血，就是月经紊乱导致的出血。要想分清子宫异常出血究竟是癌还是月经紊乱，人们首先要去医院做超声检查，正常情况下B超下看到的子宫内膜只有几毫米厚，如果一个人的子宫内膜厚度超过1厘米，那就说明子宫内膜不正常。子宫内膜变厚并不能确定是否发生癌变，还需要进一步检查——刮宫，即用一个刮尺伸到子宫里面，把子宫内膜上的细胞刮下来以后再去做检查。一般来说，只要女性子宫非正常出血时应立即去检查，这时即使真有了癌变，往往还没扩散，只要通过手术切除，子宫癌是可以治愈的。另外，女性绝经后，不要以为子宫就不会出问题了，子宫癌多数还是发生在绝经后的子宫，所以绝经后的女性应该定期做超声检查，以防万一。

子宫每个月都会增生、出血，形成月经，正由于子宫内膜的不断增生和复旧，子宫很容易出现子宫肌瘤。育龄女性中约有50%的人会有子宫肌瘤。很多人一听说有子宫肌瘤就惊慌失措，恨不得立刻切除，以绝后患，但是为了一个小小的肌瘤，就把整个子宫全部切掉，未免太过可惜。

**万家灯火 健康提示**

子宫肌瘤属常见的良性肿瘤。得了子宫肌瘤的女性无需寝食难安，更不必切除子宫，正确的对待方法是每3个月做一次B超检查，如果子宫肌瘤逐渐缩小，就不必担心，如果它不断长大，就必须警惕，必要时要进行手术切除。

# ⑨ 宫颈癌预防法

> 说到宫颈，它其实是子宫的一个部分，但由于宫颈癌太常见，所以需要在此将它进行单独说明。

宫颈位于子宫的底部，与阴道相连，约有2厘米。宫颈像是一个只可出不可进的大门，经血和成熟的胎儿全都从这里出去，并且宫颈还能阻止细菌及病毒入侵子宫，因此子宫内部是一个无菌的环境。然而，宫颈与阴道相连，阴道则是与外界相通的，因此阴道里各种病原体较多，这就造成宫颈前端很容易发生细菌和病毒滋生，这也正是宫颈问题比子宫内部问题多的原因。

近年来，宫颈癌不仅在我国的发病率越来越高，而且患者的年龄越来越低。以前，被查出宫颈癌的患者大多是中老年女性，而如今一些二三十岁的年轻女性也会得宫颈癌，究竟是什么原因造成了这种变化呢？

要想弄清楚宫颈癌的发病原因，首先人们需要知道人乳头瘤病毒（HPV）。HPV是一种通过性接触传染、可引起宫颈感染的病毒。当宫颈感染HPV后，会使细胞变得奇形怪状，看上去就像得了癌一样，也就是说宫颈感染HPV并不一定就是癌，但如果一个人的宫颈一直感染HPV，也不采取治疗措施，那么5~10年左右就会变成癌症。

因此，感染HPV后引起的宫颈癌，不同于原来五六十岁的中老年女性会得的宫颈癌，而是变得年轻化了。如果女性在二十几岁感染HPV，没有重视，又没有经过治疗，感染继续加重，5~10年就会变成宫颈癌了。

生活中，人们对HPV的认识存在两种误区：一是出现感染后不重视，这很容易使感染反复出现，最终就会出现癌症，这时再想补救就已经来不及了；二是过度恐慌，现在很多人知道HPV会引起宫颈癌，所以有的人被检查出有HPV感染后就会吓得寝食难安，结果给了不良医院可乘之机，不仅花了冤枉钱，还白白挨了一刀。那么，究竟该如何避免因感染HPV而造成的遗憾呢？

第一，人们需要对HPV与宫颈癌的关系有一个正确的认识，HPV感染虽然是女性宫颈癌的主要诱因，但它并没有人们想象中那么可怕。在100多类HPV病毒里，只有两种有致癌风险，人们可以通过检测来分辨。

第二，有宫颈问题的人需要做宫颈细胞学检查，即TCT检查。做检查时需注意，一定要到正规的医疗机构进行检查，以免被误导造成不必要的损失。

第三，宫颈有HPV感染的人应该用药治疗。在用药方面应该注意先用普通的外用药，不要立刻就用贵重药。

第四，如果总是无法痊愈，那么就需要去医院检测HPV的类型，看其是否为致癌类型。

另外，宫颈糜烂也是宫颈的常见问题，有些人检查出宫颈糜烂后会很害怕，因为有人告诉她宫颈糜烂会发展成癌。然而，宫颈糜烂不是病，而是女性发育成熟后，产生黏液的细胞变成红色。因此，它是女性激素水平成熟的标志，而不是疾病。所以，检查出宫颈糜烂的女性不必紧张，更不要与癌挂钩。

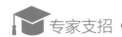专家支招

怎样预防宫颈癌？

① 出现宫颈炎症时，先进行细胞学检查（TCT）。

② 如果有 HPV 感染，先用普通外用药，不要立即用重药。

③ 如果总是无法痊愈，去医院检测 HPV 类型，看是否为致癌类型。

**乳腺癌预防法**

> 乳房是人体上的一个器官，其内部也会长癌，即乳腺癌。那么普通人该用什么办法来预防乳腺癌呢？其实方法很简单，就是"摸"。

健康的乳房其外部是一层光滑柔软的皮肤，内部是柔软的肌肉和乳腺。如果乳房内出现肿块，是可以用手摸出来的。女性是乳腺癌的高发人群，因此她们尤其需要学会乳房自检，具体操作方法是：从中间胸骨处开始往外摸两侧乳房，一直摸到两侧腋下，看有没有疙瘩或像棉籽一样的硬结。如果一个人的乳房里面都是软软的，那么半年内就不用担心乳腺癌的问题。自检乳腺癌不是一劳永逸的，为了乳房健康应最少每半年检查一次，一旦发现有异常应尽快去医院做进一步的诊疗。

有乳腺癌的人其乳房内会有硬块，那当检查乳房时发现了硬块是否就一定是癌呢？这是不一定的。乳腺里长癌不是一下子就能长起来的，一般需要3~5年，而且乳腺里面的硬块除了可能是癌以外，更有可能是乳腺增生。约有95%的乳房硬块是良性的，即乳腺增生，所以人们不能一摸到乳房硬块就精神紧张，而是应该去医院做乳房检查，看这个硬块会不会变大。只有癌症会持续缓慢地变大，例如三个月前乳房检查硬块是5毫米，三个月后检查是8毫米，再过三个月检查是1.5厘米，那就需要手术将其切除。

还有一些方法可用来鉴别乳房硬块究竟是乳腺增生还是癌：

第一，乳腺增生会同时长多个硬块，而肿瘤通常只长一个硬块。

第二，乳腺增生会在月经来之前感到胀痛，月经过后疼痛消失，而肿瘤不受此影响。

虽然乳腺癌容易被发现，早期也能控制，却仍有许多人让乳腺癌发展到了不可控的地步，归根结底是漠视乳房健康的一个惨痛代价。乳腺癌的预防说到底就是要让人们学会关爱自己的乳腺，掌握自检乳腺的方法，争取让乳腺癌都在早期阶段被检查出来，并进行及时的治疗，那么乳腺癌就不再是一种绝症。

**甲状腺癌预防法**

在人们的印象中，癌症往往就等于绝症，然而有一种癌症却是个例外——甲状腺癌。

甲状腺癌在年轻女性身上高发，典型症状是脖子变粗、甲状腺肿大，但如果及时去医院手术切除，即使转移到了颈部淋巴结，只要清理干净，95%以上可以治愈，病人不需有太大的思想负担。甲状腺癌会使甲状腺肿大、脖子变粗，但是，导致脖子变粗的原因有很多种，人们千万不要以为脖子变粗就是得了癌症而吓得不知所措，而是要首先弄清楚脖子变粗的原因。

在甲状腺疾病中，可使脖子变粗的最常见的疾病就是大脖子病，它是因食物缺碘引起的。甲状腺是人体的内置"空调"，它有调节体温的作用，甲状腺会产生甲状腺激素，它可调节血液的流速，人体内血流得快，体温就会升高，血流慢一点，体温就会降低，甲状腺激素之所以能够调节体温是因为有碘的加入，如果甲状腺激素内缺了碘，就会刺激甲状腺增生，这样甲状腺就越来越大，脖子就越来越粗。

另外，甲亢和生理性甲状腺肥大也会使脖子变粗。甲亢的主要症状有两个：一是脖子粗，二是眼睛突出。生理性甲状腺肥大多见于年轻女性，因为年轻女性的代谢旺盛，血液循环需要更多的甲状腺激素，这就使甲状腺不断产生激素，形成了生理性的甲状腺肥大。生理性甲状腺肥大是人们发育过程中的正常生理现象，等年纪增大，它自然就会恢复。

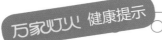 健康提示

当人们发现自己的脖子变粗后，要想知道自己是不是得了甲状腺癌，最简单的方法就是去医院做超声检查，看甲状腺里有没有异常肿块。同时，定期做超声检查是预防甲状腺癌最简单有效的方法。

**前列腺癌预防法**

> 近几十年来，我国的前列腺癌患者正明显增多，那么到底是什么原因导致如今前列腺癌频频高发？人们该如何判断自己有没有前列腺癌，又该做哪些改变来防患于未然呢？

前列腺癌是男性所特有的一种癌，因为前列腺是男性所特有的一种器官，它位于膀胱颈的下方，像螺母一样包绕着膀胱口与尿道结合部位。

目前，我国前列腺癌高发的主要原因与人们饮食结构的改变有关。现在生活水平提高了，人们大量摄入肉类和脂肪这些高热量、高胆固醇食物，与前列腺癌发病有一定的关系。人们要想知道自己有没有前列腺癌，则可以去医院做两种检查：一是超声检查，看前列腺有没有异常肿大；二是验血检查，看血液中有没有前列腺特异性抗原（PSA）。一般来说，正常人血液中的PSA<4纳克/毫升，但这也并不是说PSA升高就等于是前列腺癌。如果一个人PSA时高时低，那他就不是前列腺癌，这往往是前列腺增生引起的。如果一个人PSA不断上升，那他可能患了前列腺癌。前列腺癌并不可怕，有三分之二的病人是可以治好的。如果前列腺癌发现得早，可使用一种特殊的治疗方法——去势，即切除睾丸。因为睾丸会产生男性激素，如果前列腺癌失去了男性激素的刺激，它就会不断萎缩。然而，也有三分之一的前列腺癌患者用去势治疗方法是无效的，那么他们可使用切除前列腺或射线照射杀死癌细胞的方法来进行治疗。前列腺癌最常见的转移位置是腰椎，最先表现出的症状是腰痛，因此年纪大的男性如果突然出现腰痛，就要警惕前列腺癌的发生。

当然，相对于治疗前列腺癌，预防前列腺癌更重要。因为前列腺癌多发于中老年男性身上，因此年龄超过50岁的男性应定期去医院做抽血检查，看血液中的PSA有没有超过20纳克/毫升，一旦超过就要警惕癌症风险。同时，男性要重视自己的前列腺问题，人到中年后很容易出现慢性前列腺炎，它是一种可以治愈的疾病，但是病程长，需要患者配合医生坚持治疗，不能半途而废。

## 13 胰腺癌预防法

> 到目前为止，整个医学界都对胰腺癌束手无策，它的死亡率几乎达到100%，因此被称为"癌症之王"。

胰腺癌的发病诱因主要有两个：一是连续食用脂肪太多。因为胰腺是消化脂肪的，如果一个人总吃含大量脂肪的食物，那就会增加胰腺的负担，很容易使胰腺出现问题。另一个是慢性胰腺炎。慢性胰腺炎会不断刺激胰腺，随着时间的推移，就可能会形成胰腺癌。

许多常见癌症一般在早期时就可以通过仪器检查出来，而早期胰腺癌却很难通过仪器检查被发现，这究竟是为什么呢？从位置上看，胰腺位于上腹部，被胃、脾、十二指肠、肾、大肠等器官包围着，所以当人们去医院做超声检查或者CT检查时，都很难看清楚胰腺内部的情况。当胰腺癌患者有感觉时，病情往往已发展到晚期。

胰腺癌不容易被发现还有一个原因，那就是它常常被误诊成肩周炎或是腰背疼痛。胰腺癌最初的症状往往不是肚子疼，而是很像肩周炎，背部有沉重牵拉感，晚上疼痛加剧，长期不能消除，并且一点一点加重。当人们出现这类疼痛时，千万不要以为是肩周炎而不管它，要警惕可能是胰腺出了问题。

胰腺癌是一种死亡率极高且具有伪装性的疾病，一般被确诊的患者都已失去了最佳治疗时机。那么，难道人们面对可怕的胰腺癌只能坐以待毙吗？真的就没有什么方法可以帮助人们预防胰腺癌吗？临床中可用来预防胰腺癌的方法还是有的，那就是抽血检查肿瘤标志物CA19-9。CA19-9是胰腺癌可以产生出来的相关抗原，如果一个人血液中的CA19-9超过标准值就必须要警惕胰腺癌风险。此外，要预防胰腺癌，人们还应该科学健康饮食，少吃肥肉，不要连续摄入过多脂肪。

专家支招 {

两种人需要检查 CA19-9：

① 腰背部有牵拉痛感，白天较轻、晚上加重者。

② 慢性胰腺炎病人。

## ⑭ 白血病预防法

　　生活中，人们对"白血病"并不陌生，但少有人将它与癌症画等号。白血病虽然名称中不带"癌"字，但也是人体恶性肿瘤的一种，是由于病人血液中白细胞不受控制、无限生长造成的。

　　体检或去医院看病时，医生都会让人去验血，主要是看血液中各种成分是否正常。正常人白细胞数目为（$4\sim10$）$\times10^9$/L，如果一个人血液中白细胞的数目高于$50\times10^9$/L，那这个人就很有可能是患了白血病，若他的白细胞数目超过$100\times10^9$/L，那就肯定是白血病了。

　　白血病虽然是血液问题，但其病根却不是在血液里，而是在骨髓上。骨髓是人体内的造血组织，因为血液中的各种血细胞都是寿命比较短暂的，像红细胞的寿命为120天，而白细胞的寿命则更短，只能活两周，因此骨髓为了保证血液中细胞数目的平衡，就需要不停地产生新的细胞。一旦人的骨髓受到了异常的刺激而总是使劲干活，血液中的白细胞就会异常升高，人也会因此而患上白血病。外界环境中可诱发白血病的原因主要有两个：一是装修污染，劣质的装修材料中会含有大量的甲醛等致癌物质，人们长期居住在有装修污染的环境里，致癌物质则会不断刺激骨髓大量地生产新细胞，最终就会诱发白血病；二是病毒反复感染，白血病是与病毒感染有关的，如果一个人总是反复出现病毒感染，那么骨髓就会大量地产生肿瘤性的白细胞而形成白血病。所以，预防白血病，人们应该避免装修污染和病毒反复感染，还应在生活中注意加强锻炼，提高机体免疫力。

　　白血病的高发人群主要是儿童，验血是确诊白血病最简单有效的方法。如果人们发现孩子脸色苍白，尤其是嘴唇发白要特别当心，这往往是白血病的先兆，不要将它当作普通贫血而不重视，最好去医院抽血化验白细胞数量。

　　现在，白血病的治疗方法主要有两种：一是化疗，二是骨髓移植。有些种类的白血病是完全可以治好的，但治疗成本会很高。

# ⑮ 脑瘤预防法

> 脑瘤是良性肿瘤，但脑瘤患者的死亡率仍然很高，这究竟是为什么呢？

人体内的肿瘤有良性和恶性两种，良性肿瘤一般长到一定程度不会再长，而恶性的肿瘤会无限生长并可扩散转移，只有恶性肿瘤才是癌。脑瘤是肿瘤的一种，但它不是癌。虽然脑瘤不会扩散转移到身体其他部位，但因为脑组织被颅骨紧紧地包围着，如果脑子里长出一个瘤子，那么它会挤压脑组织的空间，若任其生长，它就会逐渐压迫颅腔中的脑组织，最终致人死亡。所以，脑瘤的危险性并不会比其他癌症低，人们应该提高警惕，预防脑瘤的发生。

最常见的脑瘤有两种：一种是脑膜瘤，它是长在脑子外面的包膜上的肿瘤；另一种是胶质瘤，它是长在脑髓的实质里面的肿瘤。一般来说，多数脑膜瘤是可以通过手术治好的，但如果脑膜瘤长在特别的位置，如鼻子或咽部，将会使手术不好操作而切不干净，那么它还是会复发。胶质瘤因长在脑髓里则无法根除，只能通过手术尽量将肿瘤吸出来减少脑部压力。总的来说，脑瘤有两大特点：一是它不是癌，不会扩散，但同样致命；二是如果脑瘤能切除干净，是可以根治的。

儿童是脑瘤的高发人群，而且在儿童群体中脑瘤是仅次于白血病的第二大高发肿瘤，因此对儿童来说，预防脑瘤是非常重要的，这就需要家长多加注意。头痛是脑瘤的早期信号，如果孩子出现头痛症状，家长一定要高度警惕，尽快带孩子到医院进行检查。当然，当孩子感冒发烧时也会有头痛症状，但这种头痛会随着感冒发烧的康复而消失，但脑瘤则会持续不断地感到头痛，并且越来越严重。另外，经常头痛且越来越严重的人也需要警惕脑瘤，一旦发现症状应及时到医院进行诊断治疗。

# 16 骨癌预防法

骨癌、白血病和脑瘤是在儿童群体中发病率居前三的肿瘤。骨肉瘤是骨癌的一种类型，它的发生与儿童身体长高有关，是一种发生在骨头上的恶性肿瘤。骨肉瘤可扩散转移到身体其他部位，最常见的转移器官是肺。

骨肉瘤是长在骨头内部的恶性肿瘤，而骨头则是由外面的密骨质和里面的骨松质构成，如果骨头里长了瘤，它会不断变大而挤压外面的骨密质，骨头里面压力增大，人们就会感觉到疼痛。膝盖上下是骨肉瘤的多发部位，所以在这里出现骨肉瘤的人都会觉得腿疼。儿童骨肉瘤疼痛很容易被家长当作撞伤疼而忽视，致使孩子错过最佳治疗时机。然而，家长们应该注意骨肉瘤疼和撞伤疼是有细微区别的，如果孩子是撞伤，他开始的疼痛会比较剧烈，后面会逐渐缓解；但如果孩子腿疼得并不厉害，却总是感觉到痛，可能就有问题。因此，当孩子说腿痛而且疼痛一直不缓解时，家长千万不要想当然，以为他们不过是跑多了，活动多了，或是摔伤了，而是要提高警惕，带孩子去医院检查。

对于家长来说，孩子的肢体疼痛不容忽视，成年人自身更是不能想当然。虽然儿童是骨癌的高发人群，这不意味着成年人就能幸免，只不过发病率没有儿童那么高罢了。儿童常见的骨癌是骨肉瘤，成年人常见的骨癌则有软骨肉瘤、骨髓瘤和骨恶性纤维组织细胞瘤等。

## 万家灯火 健康提示

当成年人发生骨癌后，也会出现肢体疼痛，如膝关节痛、腰痛、腿痛等，这些疼痛一般都是开始不严重，但会逐步加重而且不会消失。如果当人们出现这类疼痛时千万不能把它当作普通的关节病，而是要及时去医院进行检查。

**肾癌预防法**

　　肾癌分许多种类型，有的类型只要手术切除就无大碍，而有些类型则是会致命的，因此人们应该对肾癌提高警惕并做好预防工作。那么，警惕和预防肾癌应该注意哪些方面呢？

　　肾脏是人体重要的排泄器官，它位于人体正中线两侧、肠子的后面、腰椎的两侧，如拳头大小。人的肾脏外面有一层透明的薄膜包着，如果一个人的肾脏里有了癌，那就会使肾实质对这层薄膜的压力增加，这时人就会感觉后腰部有隐隐的胀痛感。不过，虽然人有两个肾，但一般不会同时都长癌，所以患肾癌的人还会感觉单侧腰部疼痛，痛感会逐渐加重。要预防肾癌，那些后腰部单侧隐隐胀痛并且逐渐加剧的人应该及时到医院进行检查。用于检查肾癌的方法有两种：一种是尿检，即看病人是否有尿血，或检查尿液中是否有红细胞；另一种是B超，即用超声探头检查肾脏的各部位是否正常。

　　那么，体检中发现肾脏中有异物就一定是癌症吗？其实，肾脏里的异物可能是癌，也可能是子宫内膜异位或是肾脏囊肿。当然，子宫内膜异位是女性的问题，如果它窜到了肾脏里就会引起尿血，很容易被误认为肾癌。因此，女性出现尿血时先不要过度恐慌，应去医院检查导致尿血的原因。

　　肾脏囊肿是因尿液无法顺利经输尿管流入膀胱而形成的，它大多出现在成年人身上。有肾囊肿的人，可以先做个B超，如果囊肿内不光滑，是实性的，则需要进一步观察，必要时手术切除以防癌变。

**万家灯火　健康提示**

　　肾癌是肾脏上长的一种恶性肿瘤，它最初的症状是腰部单侧胀痛，出现这个症状的人需及时到医院做超声检查，检查出有肾脏肿块的人应进行进一步确诊，一旦发现是肾癌就应该及时进行手术切除，以防癌细胞扩散转移。

**18 膀胱癌预防法**

> 一般来说，孩子和年轻人是不会得膀胱癌的，它大多出现在60岁以上的人身上，因为这些人的膀胱所受的毒素刺激多，很可能会出现癌变。

肾脏是产生尿的器官，但尿并不是一下子大量产生出来的，它是由肾脏一点一点产生出来的。正常情况下，肾脏一天约产生1000~2000毫升的尿液，这些尿液也不能随产随排，因此人体就需要一个专门存储尿液的器官——膀胱，等尿液积聚到一定的量后再排出体外。

一般来说，儿童的膀胱很小，装不了太多的尿，所以他们每天排尿的频率会比较高，随着人年龄的增长和习惯的养成，成人的膀胱存储约200毫升的尿液后才会产生尿意。在外界条件不允许排尿的情况下，膀胱最多能容纳约500毫升的尿液。尿液是血液通过肾脏过滤出来的，其中包含着大量的代谢废物和毒物。膀胱存储尿液，同时它也会不断受到这些废物和毒物的刺激。因此，当人有了尿意后应该尽快将尿液排出，而不能有意憋着，憋尿会伤害膀胱健康，甚至可能导致膀胱癌。

从成因上看，尿液中的废物和毒素是导致膀胱癌的元凶，因为当人们憋尿时，这些有害物质会不断刺激膀胱里的细胞，最后就会形成癌细胞。膀胱癌不像肾癌会有胀痛，它是没有疼痛感的，但它早期时有一个特别容易发现的症状就是血尿。所以，当一个人出现血尿时应立即去医院验尿，看尿液中是否含有红细胞或癌细胞。之后，有血尿症状的人还应做B超，看膀胱中有没有肿瘤。

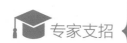 专家支招 { 预防膀胱癌，哪些人需要做膀胱检查？
① 60岁以上人群最好每年去医院做尿检和B超。
② 有尿血症状的人群有必要到医院做膀胱检查。

## 本章看点

# 第五章 ◉

## 和医生打交道，先学会看病

## 专家简介

● - - - - - ●

纪小龙，武警总医院病理科主任，肿瘤生物治疗科主任，纳米医学研究所所长，教授、博士生导师。在肿瘤早期诊断、淋巴瘤诊断方面有很深的造诣，每年在病理会诊中解决疑难及关键诊断1000例以上。任国内11家杂志的副主编、编委以及美国《环境肿瘤病理杂志》编委，全军解剖学组织胚胎专业委员会委员、中国抗癌协会淋巴瘤委员会委员、北京市医疗事故鉴定委员会专家。

# 第一讲　专家说看病

主讲人：纪小龙，武警总医院病理科主任，肿瘤生物治疗科主任。

## 本讲看点

扫描二维码
看本讲视频

看病对于大部分人来说是这样一个流程：先去医院挂号，然后医生给病人做诊断检查，最后开点药。实际上，看病并没有人们想象中那么简单。如果人们不多了解一些关于看病的学问，那么就可能会在看病时多走许多弯路。看病也是一门学问。有问题只知道去医院，可找谁看、看什么却两眼一抹黑，没准就会花了时间、财力还耽误了病情。那到底怎样才能做个聪明的求医者，既要效果好，又能花钱少？哪些检查是必要的，而哪些检查属于过度诊疗？

## 1　跨越100岁

科学研究发现，人的理论寿命可以达到120岁，然而，现代人的平均年龄只有70岁，究竟是什么原因让我们的寿命打了折扣？

自古以来，人的寿命问题就一直被世人所关注。现代医学和生理学研究发现，人的基因中存在一种叫作端粒的结构，它的分裂能力直接决定着人的衰老程度和最终寿命。端粒的发现，证明人的寿命是有明确上限的。

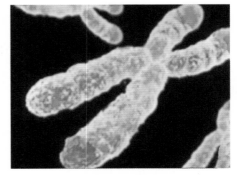

染色体上的端粒

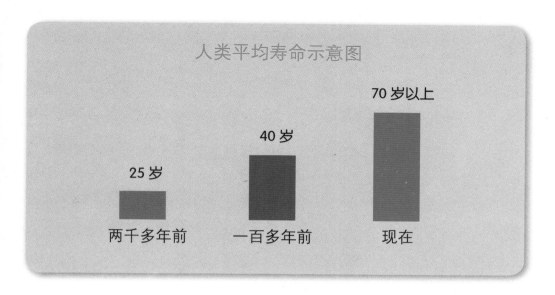

原来，一个人之所以没有活到理论寿命，就是因为人从受精卵开始会经历各种数不清的打击、伤害、损伤等，人在经历损伤的同时，寿命也会随之缩短，因此基本上没有人可以活到理论寿命。但据统计，两千多年前中国人的平均寿命为25岁，一百多年前中国人的平均寿命为40岁，到了现在中国人的平均寿命已达到了70岁以上，这也表明随着时代的发展、医疗水平的提高，人们可不断降低疾病对寿命的损害，使人越来越接近理论寿命。因此，人们要想长寿，就需要了解自己的身体，关注身体健康，减少疾病对身体的损害。

生命只有一次，看病决不能马虎，更不能抱着侥幸心理，甚至像赌博一样去看待疾病，一旦犯了错，生命是没办法从头再来的。生活中，有些人有很好的经济条件，生病了却不信现代医疗科学，而去迷信包治百病的"仙水"，这样对待疾病是非常不可取的做法。然而，很多人一旦患了重病还是会犯下同类的错误，病急乱投医，最后害了自己。

虽然说对付疾病是医生的责任，但病人自己还是应当尽量去了解自己的疾病，掌握基本的相关知识，杜绝一些意外发生，这才是对自己真正负责的态度。

## ② 对症看医生

人们都知道医生看病需要对症下药，那么病人看病是否需要对症求医呢？答案是肯定的。

一般人去大医院看病都喜欢挂专家号，因为专家在大部分人的眼里比普通医生要高明得多。然而，看病不要迷信专家号，简单的疾病找高端的专家就诊，好比杀鸡用牛刀，效果并不一定好，往往是花了冤枉钱。另外，人们看病还有一个误区，就是单凭学历来判断医生的能力，然而医学经验的累积需要有丰富的实践。因此，医生的学历和治疗水平并不一定是对等的。

科学地看病，人们还应该对疾病和医生有一个全面的了解。

人体的疾病简单地说可以分为三类：第一类是小病，有时不治也能好的病，如感冒；第二类是中等程度疾病，无法自愈，如果不治疗会越来越严重，但是用现有医学方法处理一定能好的病，如急性阑尾炎；第三类是比较严重的大病，用目前最先进的医术和医疗手段都不一定能治愈，如晚期癌症。

医生也同样可以分成三类：第一类是基层医生，他们有基本医学知识，主要在街道、社区诊所工作；第二类是正规医院医生，经过系统医学训练，有5年以上医学实践；第三类是专科医生、专家，在某一个领域已经有了几十年丰富的实践经验。

医生也是术业有专攻的，由于各自的工作岗位和实际经验不同，不同类型的医生熟悉的领域也不相同。病人去医院看病，首先应该判断自己的病属于哪一类，然后再根据疾病的类型找合适的医生，这样才能得到最好的治疗。小病找大医生或者大病找小医生，都是就医的大忌。

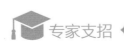 专家支招 {
① 小病可以找基层医生解决
② 中等程度的病要找正规医院的医生解决
③ 严重的大病则需要找专家来对付

# ③ 怎样防误诊

> 诊断正确是治疗有效的基础，如果前期的诊断错了，那么后期的治疗则可能带来一系列的严重后果。

生活中，许多人去医院看病总是迫不及待、慌慌忙忙地跟医生诉说自己病情，然后让医生给开药。然而，看病并没有这么简单。看病的整个过程共有两个关键环节：一是诊断正确，二是治疗有效。

古时候，中医看病讲究望、闻、问、切。望就是看，看人的脸色有没有异常。闻就是闻一闻病人有什么异常气味。问就是问病人出现的一些异常情况。切就是切脉，摸摸脉搏有什么变化。到了现代，病情诊断也可以分四步，即视、触、叩、听。视就是用眼睛看病人气色上有无异常。触就是用手摸病人患处有什么感觉。叩就是用手指叩听胸、腹等部位。听就是用听诊器听诊。然而，视、触、叩、听归结起来仅仅是看病的第一个层次。

具体来说，医院看病按照诊断精确程度，可分三个层次。

第一是门诊层次，医生通过询问病史，视、触、叩、听，开化验单做检查来判断病情。

第二是住院层次，医生通过使用超声、磁共振、CT等专业仪器，进行观察诊断。

第三层次的是细胞层次，通过显微镜，检查到细胞层面。

看病时第一层次诊断误诊率接近50%；第二层次X光、CT等影像学检查的误诊率也有30%左右；而到了第三层次细胞学的检查，误诊率就降到了1%。因此，重大疾病的治疗，尤其是要做手术的治疗，最好精细到第三层次，这样能最大限度防止误诊，维护自己的权益。另外，重大疾病的诊断，涉及治疗方法选择的，最好要找第二家医院复诊复查，这样则能降低疾病误诊率。

**看病要及时**

> 每一天都有人因病而死去，虽然很多人的病都是绝症，但如果他们当初治疗及时，其结果可能不会这么糟糕。

人的疾病中，有的是能治好的，有的是治不好的。治不好的疾病中有相当一部分是从能治好的病发展而来的。疾病也有急性和慢性之分，人们一开始得病往往是急性的。如果及时就医，急性疾病一般都可以治愈，不留痕迹。但是如果不治疗或者延误，发展成慢性疾病，就会伴随终生。因此，看病须及时。

讲道理时每个人都明白，但真正将这些道理付诸实践，却很少有人做到。例如，老慢支是困扰老年人健康的一种呼吸道疾病，随着病情的发展，它会导致肺气肿，然后引起肺心病，接着使人心力衰竭，最后人就会死亡。然而，老慢支最初却是在人们得了急性气管炎之后才形成的。急性气管炎就是人们常说的咳嗽，有些人从不把咳嗽当回事儿，所以当他们有了咳嗽却不去治，渐渐地，急性气管炎就会转成慢性，最后便成了老慢支，想治好就难了。

如今，高血压在我国的发病率逐年上升，其并发症致死人数已远超癌症。有些人总把高血压看作是小毛病，血压高了也不吃药。然而，血压升高是一个渐进的过程，同时人体也会适应逐渐上升的血压而没有什么感觉。当人的血压升高后，在两年内不去治疗，一般也不会有大问题，但时间久了，五年或十年下来，血管就会变硬，这时再想治疗就已经晚了。因此，血压是一个慢慢升高的过程，人们应当关注自己的血压，一旦偏高，就要及时求医，别等到出现严重症状才着急。一旦错过最佳时机，不仅难治，还会出现血管硬化等问题。

腹部受凉导致拉肚子是一种常见疾病，但如果人们总是腹泻不停，那就需要去好好检查一下了。肠镜是检查肠道的常用方法，也是预防肠癌的常用检查方法。一般来说，健康人群最好每5年做一次肠镜，可以预防肠癌。如果体检时发现肠内已经有异物，摘除后，第二年最好再做一次复检，这样能把肠癌的威胁扼杀在萌芽状态。

# 5 治病需对路

感冒就吃抗生素？肿瘤就要做手术？生活中人们对某些疾病往往会形成固定的看法，然而治病的关键在于对症下药。

有人说，人的疾病有上万种，治病的药也数以万计，普通百姓要想判断如何对症太困难了。虽然，治病的学问很多，但如果人们能掌握一些基本的治疗原则，就会对疾病的治疗有所帮助。

拿感冒来说，孩子感冒是让家长很揪心的事情，但千万不能看到孩子感冒就急着给他打针吃药。如果确定是得了病毒性感冒，而没有出现任何并发症，最好的治疗方法是让患者充分休息、保暖，保持室内环境清洁，通常5~7天后就能痊愈。

老年人骨折是一件很麻烦的事情。如果家里的老年人发生骨折应该及时治疗，最佳的治疗方法是通过手术，用钢板固定骨折位置。然而，有些老人怕手术，觉得用钢板固定还要再取出来，会让身体受两次伤害，因此选用在外面固定的方法进行治疗。但是，如果骨折位置发生在腿上，使用外部固定的方法治疗，老人就要卧床而不能活动，最后还可能会使腿部功能丧失。若是用钢板进行手术固定，那么老人还可以像正常人一样行走。

由此可见，同一个疾病、创伤，只要治疗对路，问题就可迎刃而解。如果治疗不对路，可能加重病情，甚至引发其他问题。虽然世上的疾病成千上万，但要是将它们分类，无非就是五大类：

第一类是遗传性疾病，遗传性疾病是与生俱来的，有些很难治好，因此患者不要轻信"神医""神药"，以防受骗。

第二类是创伤，原则上处理这类问题只要尽可能地保护好原来的肌肉、骨头和皮肤，便可恢复。

第三类是感染，包括细菌感染、病毒感染、寄生虫感染和真菌感染。细菌、寄生虫和真菌感染都是有办法治疗的，但某些病毒感染尚无有效治疗方法，因此人们不可轻信不实广告宣传。

第四类是肿瘤，肿瘤包括良性肿瘤和恶性肿瘤。当人们得了肿瘤先不要惊慌，先要判定是良性还是恶性的，恶性肿瘤尽管可怕，却也不是无药可医，只要发现及时、积极治疗，完全可以将病魔消灭于萌芽状态。

第五类是退行性疾病，就是随着人年龄增长而出现的衰退性疾病，如动脉硬化。老年人如果得了动脉硬化，首要问题就是控制病情，杜绝发生并发症，不要轻信市面上一些软化血管的虚假广告宣传。

| 疾病类别 | 治疗要点 |
|---|---|
| 遗传性疾病 | 与生俱来的，有些很难治好。 |
| 创 伤 | 尽可能地保护好原来的肌肉、骨头和皮肤，便可恢复。 |
| 感 染 | 包括细菌感染、病毒感染、寄生虫感染和真菌感染。细菌、寄生虫和真菌感染都是有办法治疗的，但某些病毒感染尚无有效治疗方法。 |
| 肿 瘤 | 先要判定是良性还是恶性的，然后采取相应的治疗方法，不能一概手术切除。 |
| 退行性疾病 | 控制病情，杜绝发生并发症。 |

## ⑥ 防病五步骤

现代医学证明，很多重大疾病都有一个很长的潜伏期，如果能防患于未然，不仅可以节约大量的时间、金钱，更可以抵御死神的侵袭。那么，面对各种疾病，人们该从何防起呢？

每一个人从出生到青年，到中年，再到老年，是逐步走向衰老的，就像一部机器，不可能总保持在最佳状态，有时也会出现故障。人体也是如此，一般来说，青年时期是人体各项功能的顶峰，从青年到中年就要开始走下坡路了。因此人们要重视自己的健康，及时发现身体出现的异常状况，对疾病要做到预防在先。简单地说，预防疾病可以分为五步：

第一步是看感觉，主要包括饮食、睡眠、精力这三个方面。如果一个人吃饭很香，睡觉很香，每天醒来后都很清醒，生活中不觉得疲惫，那么他的身体就比较健康，否则就是出了问题。

第二步是看大小便，一般来说，一个人一天中喝水多，小便就会多，喝水少，小便就会少；大便成形，每天一次、两次或者两天一次都是正常的。

第三步是看体重，正常男性的体重公斤数约为身高（厘米）减去100得出来的差值，正常女性的体重公斤数约为身高（厘米）减去110得出来的差值，且实际体重与计算结果相差不大，就说明体重正常。

第四步是看"三高"，30岁以后的人群应该密切警惕"三高"，即高血压、高血脂、高血糖。"三高"对人体的损害过程缓慢而又难以察觉，必须尽早加以预防。

第五步是看肿瘤，四五十岁人群应该重点预防恶性肿瘤，也就是癌症，因为这个年龄段是各类癌症高发的时期。另外，由于人们生活环境各异，每个地区的人都要重点预防当地高发的癌症。对于癌症的预防，不同人群、不同年龄的预防重点不同，目前我们需要重点防范的是胃癌、肝癌、乳腺癌、肺癌等高发癌症。

除了重点防御高发疾病外，预防疾病的关键还是定期到医院做检查，利用现代的医疗设备，帮我们揪出潜在的危险。去医院化验，人们应该了解以下常规化验项目。

| 化验必看项目 | 指标代表的意义 |
|---|---|
| 白细胞<br>（WBC） | 正常范围 $4 \times 10^9/L \sim 10 \times 10^9/L$；<br>如果超过 $10 \times 10^9/L$ 表明细菌感染；<br>如果超过 $50 \times 10^9/L$ 甚至 $100 \times 10^9/L$ 表明白血病；<br>如果低于 $4 \times 10^9/L$ 表明病毒感染。 |
| 红细胞<br>（RBC） | 正常人红细胞数目是每立方毫米 400 万 ~500 万个。 |
| 血红蛋白<br>（HB） | 正常人的血红蛋白是 12~15 克；<br>如果血红蛋白低于 8 克，就是贫血；<br>如果超过 16 克，也不正常。 |
| 血糖 | 正常人空腹血糖低于 6 毫摩尔 / 升；<br>如果高于 6 毫摩尔 / 升，说明血糖调节功能异常。 |

总体来说，预防疾病既需要人们在平时注意自己的吃饭、睡眠、精神、大小便、体重状况，又需要人们利用医院的医疗设备检查血压、血脂、血糖，并通过化验检查血液中各类指标的具体情况，如果所有检查结果都是正常的，那么说明人体是健康的，要是能每年这样检查一次，及时排除疾病的隐患，那就可以一直走在健康的道路上。

# 第二讲　少花钱也能找个好医生

主讲人：纪小龙，武警总医院病理科主任，肿瘤生物治疗科主任。

## 本讲看点

扫描二维码
看本讲视频

现实生活中，人们都在忙忙碌碌，有的人忙着学习，有的人忙着家庭，有的人忙着工作，却少有人停下来去思考自己的健康状况。对于大部分人来说，医院是一个离得越远越好的地方，因为谁都不想生病，也正因为如此，人们对医院的了解实在是太少了。可是谁都不可能一辈子不生病，一出现问题后，很多人就会慌了，不知道该怎么办。在本讲中，纪小龙教授将为您解开求医过程中的种种疑惑。

## 1　花费最小的体检法

身体健康是每个人的宝贵财富，人们应该花点时间和精力去思考一下自己的健康状况，然后再根据自己的情况去做体检，做到对身体的状况了如指掌，拥有最根本的健康保障。

要想知道一个人的身体是否健康，最直接有效的方法就是体检。然而，有的人认为体检需要去医院，自己工作繁忙，很难抽出时间；也有的人觉得去医院做全面体检花费很大，对于自己很不现实。其实，只要人们掌握一些方法，自己在家不用花一分钱就可以做体检。在家不花钱的体检法主要包括七个项目：

第一个项目是看吃饭香不香。

第二个项目是看睡眠好不好。

第三个项目是看小便是否顺畅。

第四个项目是看大便是否顺畅，最好保持一天一次。

第五个项目是看体温是否正常。

第六个项目是看脉搏是否正常。

第七个项目是女性应该注意的，就是看乳房有无包块，月经是否正常。

这七项不花钱的体检，看似很简单，却能让人们及时了解自己身体的基本情况。不过，您如果还不放心，也可以花一点小钱，到医院做个全面检查。那么，百十元左右的常规体检中，有哪些项目和指标特别关键，绝不能随便放过？一般来说，常规体检必检项目包括以下几个：

一是血常规，要看血液中的红细胞、白细胞、血红蛋白、血小板等数目是否正常，就拿血红蛋白来说，如果低于正常值则是贫血。

二是尿常规，就是看尿液有没有异常。

三是血压测量，血压是人们应该关注的一个健康指标。

对于家境宽裕的人来说，去医院做体检可以增加以下内容：

一是做腹部彩超，即B超，它能检查出肝、胆、胰、脾、肾、子宫、卵巢、膀胱等器官的问题。

二是做胸部CT，可以用来检查肺部有没有阴影。

三是做头部磁共振，它能清楚地看到脑内的变化。

四是做全身PET（正电子发射计算机断层扫描）。

**万家灯火 健康提示**

一般来说，医院里腹部彩超检查的费用为几十元，胸部CT检查的费用为几百元，头部核磁共振检查的费用为几千元，全身PET检查的费用为一万元左右。另外，可根据是否为某种疾病高发地区或高发人群，选择针对性检查，如胃癌的高发地区，体检时可增加胃镜检查；城市人群中肠癌高发，体检时可增加肠镜检查。

# 2 选择最适合自己的医院

> 不少人生病时，专爱找大医院看病，觉得医疗水平高，看病治病更有保障，可是你知道吗？如果一味追求医院的规模和名气，不仅花费大量的时间、金钱，治疗效果也未必理想。那么，您知道究竟哪些病必须去大医院吗？

在我国，根据床位数的多少，医院可分为三种：第一种是床位数小于100个的小医院，相当于乡镇医院；第二种是床位数大于100个而小于500个的中等医院，相当于县级医院；第三种是床位数大于800个的大医院。去医院看病，人们要掌握一个原则，治疗最常见的疾病应该去小医院，治疗比较严重的病应该去中等医院，治疗疑难杂症应该去大医院。

除了规模大小，医院还分为综合性医院和专科医院。综合性医院就是各类疾病都看的医院，专科医院就是只收特定疾病人群的医院。有人觉得专科医院专业性更强，治起病来肯定效果好。然而，如果人们搞不清楚状况，一味偏信专科医院的专业性，则可能耽误病情，甚至导致死亡。老百姓看病应该记住这样一个原则，就是初次看病不要去专科医院。例如，腰痛不能立即到骨科医院医治，眼睛看不清也不要马上去眼科医院，而是应该去综合性医院。因为综合性医院里什么病都会看，这里的医生不会一下子将疾病局限在某一点，也不至于钻牛角尖，而专科医院则往往只管某一个领域，很容易出现误诊误治。

生了病，谁都想找到一个靠谱的医院来治疗。人们想要为自己的身体负责，那么在挑医院的时候就要多思考、多比较。现在，有人说去公立医院看病总是会受到冷漠、白眼，或是没人理睬，而去私立医院则态度好，环境也好。然而，看病不是买衣服，人们不能把医务人员的态度当作挑选医院的标准，而是要把医院能否解决自身问题放在第一位。选择医院，人们也不要被医院的宣传所迷惑，最好应该找一个了解医院情况的行内人去咨询一下，而千万不能被公立、私立、名气、环境、服务态度等次要的因素左右，以免耽误病情。

## 挂最适合自己的号

　　挂号作为看病的第一步，决定医生诊断的结果，可谓至关重要。然而，不少人一提挂号就头疼：医院有那么多科室，究竟哪个才是我要挂的呢？其实，人们要想搞清楚如何挂号也不难，只要弄明白医院科室划分方法就好了。

　　医院科室的划分主要有两种：一是按照部位，即人体从头到脚的不同部位分类，如脑科、胸科等。二是按照系统，即根据人体系统分类。

| 序号 | 人体系统 | 包括的脏器 |
| --- | --- | --- |
| 一 | 消化系统 | 食管、胃、肝、胆、脾、小肠、大肠等 |
| 二 | 呼吸系统 | 肺、气管、喉等 |
| 三 | 神经系统 | 大脑、脊髓等 |
| 四 | 循环系统 | 心脏、血管等 |
| 五 | 泌尿系统 | 肾、输尿管、膀胱、尿道等 |
| 六 | 生殖系统 | 男性的睾丸、阴茎，女性的子宫、卵巢、输卵管等 |
| 七 | 运动系统 | 肌肉、骨骼等 |
| 八 | 内分泌系统 | 甲状腺、肾上腺、垂体、胰岛等 |
| 九 | 感觉系统 | 眼、耳、口、鼻、舌等 |

　　人们要是能弄清楚疾病所属的系统，再去医院挂号就不会出现大的偏差。

　　另外，医院的常见科室中还有外科、内科、妇产科、儿科等，具体来说，需要做手术的叫外科，不用做手术的叫内科，专管女性疾病和生产的就是妇产科，专管12岁之前儿童疾病的就是儿科。

# 4 怎样找个好医生

当人生病后，就得去医院看病，选好了医院，挂完了号，接下来就是选择医生的问题。选择医生是治病过程中非常关键的一个问题，但在实际找医生看病的过程中，人们还存在着许多误区。

在选择医生方面，人们最常见的误区主要有：

一是对医生的期望值过高。实际上，一个医院里即使相同资历的医生，技术水平也有高低之分。不清楚医院内部情况的人很难保证自己看病时就能找到一个好医生，因此人们要想找到水平高的医生来治疗，就需要先了解自己所看科室的医疗水平状况。

二是认为医生学历越高水平越好。医学是一种经验学科，医生不是仅靠读书就可以的，所以学位学历与看病的水平并不一定对等。人们看病千万别被学历所迷惑，还需要关注医生的技术经验。

三是看病总想挂专家号。专家号通常用来解决疑难杂症，简单的小毛病也挂专家号，对有限的医疗资源是一种浪费。想要取得最佳的诊疗效果，应根据自己病情的轻重缓急，选择合适的医生或专家。治疗比较常见的毛病，人们找工作五年以上的医生即可，没必要非得找专家。

四是认为医生年纪越大水平越高。在医院里，有这样一个不成文的共识——资历老不等于水平高。因此认为头发白的、资历老的医生水平高，是一种错误的认识，人们去医院看病必须先调查好医生的水平，千万不能被表象所迷惑。

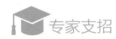

看病时找一个好医生的小窍门：

① 多打听同一个科室里谁才是真正有经验的医生。

② 可通过认识的医生朋友询问，听听他们的建议。

③ 上网搜索一下疾病加医生名，了解一下他的研究水平。

④ 可再多挂一个医生的号，通过两个医生的诊断来判断。

# 5 怎样避免误诊

老百姓去医院看病都想看得准、好得快，但是医院有一定的诊断出错概率，有没有好办法呢？

说到看病，有的人会觉得这是医生的事，跟自己无关，但是医生一旦误诊，那就跟病人关系大了，轻则病情越治越重，重则失去生命。因此，不论是医生还是病人都应该重视疾病的诊断，避免误诊。

诊断是治疗的前提，任何疾病的有效治疗都要依赖正确的诊断。

有人认为，要减少甚至避免错诊、误诊，最好的办法就是到正规的三甲医院去看专家门诊。然而，这样也并不保险，不论是大医院还是小医院都会出现误诊。其实，医生给病人看病都是很认真的，他们也不愿意出错，但是由于人体结构复杂，同一种疾病的表现可以千变万化，不同的疾病又可以表现出同一种症状，再加上医生诊断病情时还要经历询问及检查病情、分析各类检查结果、作出诊断结论这三步骤，无论哪一个环节有疏漏都会影响判断，因此医生给病人确诊时很难每次都万无一失，所以误诊就出现了。即使是大医院里的著名专家也会出现误诊，所以人们不要以为大医院里的老专家给诊断了就万事大吉了。

**万家灯火 健康提示**

老百姓去医院看病都想看得准、好得快，但是医院有一定的诊断出错概率，人们要想提高诊断正确率，最简单的方法就是到另外一家医院再核实一下，尤其是需要进行创伤性治疗的疾病，如果两家医院的意见一致，那么差错率就会比较小。如果两家医院的意见不同，那么病人则需再到第三家医院进行诊断。总之，重大疾病的诊断一定要慎重。

# 6 怎样治疗好得快

> 疾病的治疗是建立在正确的诊断之上，人们要想疾病好得快，那就需要知道自己的疾病该如何治疗。

目前，人类已知的疾病有上万种，虽然人体的疾病繁多，但大体可分为五类，每一类都有各自的治疗原则。

第一类疾病是损伤，如骨折、烧伤等。这类疾病治疗原则是尽可能将损伤部位恢复到原来状态，然后尽量利用人体的自我修复能力进行康复。

第二类疾病是发炎，如扁桃体发炎、皮肤发炎等。这类疾病因致炎因子对机体造成损害，诱发机体以防御为主的局部组织反应，其治疗原则是通过增强机体抵抗力，来清除身体里的致病源。

第三类疾病是先天性遗传病，如色盲、白化病、间歇性营养不良等。这类疾病是通过父母的基因传给下一代的，目前临床上尚无非常见效的治疗方法，因此一般无需治疗。

第四类是肿瘤，包括良性肿瘤和恶性肿瘤。良性肿瘤无需过多担心。恶性肿瘤就是人们常说的癌症，它分早期、中期和晚期。早期恶性肿瘤时通过手术切除就会好。中期恶性肿瘤部分可以手术治愈，部分无法治愈。晚期恶性肿瘤尚无很好的治疗方法，建议顺其自然。

第五类疾病是代谢性疾病，又称退行性病变，包括糖尿病、关节炎等。这类疾病的治疗原则是根据疾病发展的规律顺其自然，减缓病情发展。

以上五类疾病的治疗原则说起来简单，但很少有人能真正分清楚。有的人觉得去医院看病麻烦，不如到药店里买些非处方药吃。所谓的非处方药就是经过大量人群验证，不会对人体有严重损害的药品。暂时出现的轻微症状可自行用非处方药物处理，但如果超过两周以上，症状依然没有缓解，则需要去医院进行正规检查。另外，服用非处方药需要注意药量的限制，否则，即使是非常普通的感冒药过量服用也可能致命。

# 如何应对外科手术

外科手术是疾病治疗的一种重要手段，俗称"开刀"。很多人一听到手术就很紧张、害怕甚至痛苦。其实，医生给病人做手术属于常规治疗手段，从某种程度上来说，这都是一项技术活。

谁都想做手术时顺顺利利、一次成功，可是手术也是存在风险的，也正因为如此，对于外科手术，老百姓还存在很多顾虑。例如，有人觉得风险太高，宁可放弃治疗也坚决不做；也有人觉得手术太伤身体，特别是肝脏、肺叶等内脏切除手术，做完后内脏功能肯定会大打折扣。然而，事实并非如此。一方面，适合手术治疗的疾病如早期恶性肿瘤，就应该及时进行手术治疗，不要耽误，否则等它发展到晚期，再想手术就来不及了；另一方面，肝脏和肺叶切除手术并不会使其功能减弱，因为肝脏有再生功能，而人体一共有五个肺叶，即使切掉一个也不会影响人的呼吸功能。因此，人们不能因为害怕手术风险而放弃手术治疗。

现在，人们去医院做手术前会纠结这样一个问题：要不要给主刀医生送红包？要是送红包，心疼；不送红包，又怕得罪主刀医生，肉疼。其实，做手术给医生送红包是没有必要的，因为大部分医生都会给病人认真做手术。即使病人手术前不给他塞红包，手术过程中也不会胡来。

做手术前，医生都会找家属签一份手术知情同意书，知情同意书是外科手术前的必经程序，说明医院方面尽到了告知的义务。因此如果医院发出知情同意书，患者家属可以放心签字，以免延误最佳治疗时机。

**万家灯火 健康提示**

外科手术是现代临床很重要的一种治疗方法，虽然它存在风险，但很多风险是可以避免的，人们应该理性地看待它，同时，如果患了需要手术治疗的疾病，一定要及时进行治疗，以免延误病情。

**图书在版编目（CIP）数据**

别拿小病不当事 / 江苏城市频道《万家灯火》编著. ——青岛：青岛出版社，2017.4
ISBN 978-7-5552-5287-0

Ⅰ.①别… Ⅱ.①江… Ⅲ.①常见病—防治 Ⅳ.①R4

中国版本图书馆CIP数据核字(2017)第066086号

| | |
|---|---|
| 书　　　名 | 别拿小病不当事 |
| 编　　　著 | 江苏城市频道《万家灯火》 |
| 出版发行 | 青岛出版社 |
| 社　　　址 | 青岛市海尔路182号（266061） |
| 本社网址 | http://www.qdpub.com |
| 邮购电话 | 0532-68068026 |
| 策划编辑 | 周鸿媛　刘晓艳 |
| 责任编辑 | 逄　丹　李加玲 |
| 封面设计 | 任珊珊 |
| 装帧设计 | 杨晓雯　潘　婷 |
| 照　　　排 | 青岛帝骄文化传播有限公司 |
| 印　　　刷 | 青岛双星华信印刷有限公司 |
| 出版日期 | 2017年4月第1版　2017年4月第1次印刷 |
| 开　　　本 | 16开（710mm×1000mm） |
| 印　　　张 | 15 |
| 字　　　数 | 200千 |
| 图　　　数 | 77幅 |
| 印　　　数 | 1–10000 |
| 书　　　号 | ISBN 978-7-5552-5287-0 |
| 定　　　价 | 39.80元 |

编校印装质量、盗版监督服务电话：4006532017　0532-68068638
建议陈列类别：养生保健类